Bircher-Benner Diätbücher

Handbuch für Bluthochdruck, Herz- und Arteriosklerosekranke

Diätanleitungen
zur Verhütung und Heilung
mit Rezeptteil,
eingehende Ratschläge
und ausgearbeiteter Kurplan
aus einem ärztlichen Zentrum
modernster Heilkunst

Dr. med. Andres Bircher
und Mitarbeiter des
Bircher-Benner Zentrums
Lilli Bircher, Pascal Bircher
Anne-Cécile Bircher

EDITION BIRCHER-BENNER
CH-8784 BRAUNWALD

Bircher-Benner Diätbücher

1. Handbuch für Multiple Sklerose-Kranke
2. Handbuch für Leber- und Gallenkranke
3. Handbuch für die Familie und das Kind
4. Handbuch für Frischsäfte, Rohkost und Früchtespeisen
5. Handbuch zur Steigerung der Abwehrkräfte und gegen Infektionskrankheiten
6. Handbuch für Bergsteiger und für den Sport
7. Handbuch für Diabetiker
8. Handbuch zur Verhütung und unterstützenden Therapie bei Lungenkrankheiten
9. Essensfreude ohne Kochsalz
10. Handbuch für Rheuma- und Arthritiskranke
11. Handbuch für Männer mit Prostataleiden
12. Handbuch für Nieren- und Blasenkranke
13. Handbuch für Venenleiden
14. Handbuch für Magen- und Darmkranke
15. Handbuch für die Ernährung in Schwangerschaft und Stillzeit
16. Handbuch für Frauenleiden und die Wechseljahre
17. Handbuch zur Verhütung und begleitenden Therapie der Krebskrankheit
18. Handbuch für Kopfschmerzen und Migräne
19. Handbuch für Bluthochdruck, Herz- und Arteriosklerosekranke
20. Handbuch zur Überwindung von Angst und Depression
21. Handbuch für Hautkranke und Hautempfindliche
22. Handbuch für Stresskranke
23. Handbuch für Allergiekranke
24. Handbuch zur Verhütung von Demenz und Alzheimerkrankheit
25. Handbuch zur inneren Behandlung der Augenkrankheiten
26. Handbuch zur Heilung von Gewichtsproblemen, Adipositas und Untergewicht

Die Ergebnisse weltweiter Forschung sind in diesen Handbüchern ebenso berücksichtigt, wie die über 100-jährige Entwicklung ärztlicher Kunst und Erfahrung in der bekannten Bircher-Benner Klinik. Der Leser spürt auf Schritt und Tritt die hilfreiche Art des kundigen Arztes.

17., völlig neu überarbeitete Auflage 2015

Info@bircher-benner.com www.bircher-benner.com

Buchbestellungen: edition@bircher-benner.com

Printed in Germany

Einbandentwurf: Kosel Media GmbH, Krugzell
Gesamtherstellung: Kösel GmbH, Altusried

Inhalt

Vorwort zur 17. Auflage

Diesem Handbuch liegt ein großes Erfahrungsgut zu Grunde in der Behandlung von Menschen, die an Herz- und Kreislaufkrankheiten litten und – so dies noch möglich war – durch die Bircher-Bennersche Ordnungstherapie Heilung fanden. Die früheren Auflagen wurden durch viele Hinweise und Erkenntnisse aus der klinischen, epidemiologischen und der Grundlagenforschung ergänzt. Auch der diätetische Teil wurde sanft überarbeitet, ohne dass die hohe Qualität der Bircherschen Rezeptkunst verloren ging. Dieses Buch gibt denjenigen Menschen das nötige Wissen und die unentbehrliche praktische Anleitung in die Hand, die bereit sind, die frühen Zeichen und Risikofaktoren der Herz- und Kreislauferkrankung ernst zu nehmen und wissen wollen, wie sie aus dieser Krankheitsentwicklung herausfinden können, um dem Drama schwerer Behinderung oder des Todes durch einen Herzinfarkt oder Hirnschlag zu entgehen.

Seit Dr. Maximilian Oscar Bircher-Benner wurde während über hundert Jahren an der Bircher-Benner-Klinik selbst und in privaten Arztpraxen die Ordnungstherapie der Herz-Kreislaufkrankheiten in sorgsamer Beobachtung der Heilungswirkungen erforscht. In all diesen Jahren waren die vielen tausend Patientinnen und Patienten, die aus ihrer Krankheitsentwicklung herausfanden, unsere größten Lehrmeiser. Mit starkem Willen zur Heilung führten sie die Anweisungen der Ordnungstherapie erfolgreich durch und ermöglichten so die großen Erkenntnisse, deren Bestätigung sich erst jetzt allmählich auch in der allgemeinen medizinischen Forschung zeigt. Unsere Erfahrung, dass der Bluthochdruck durch unsere Diät rückbildungsfähig ist und dass die Arteriosklerose auch in den Herzkranzgefäßen durch eine langzeitige und sorgsame Anwendung unserer Diät rückbildungsfähig ist, ist nun seit gut 2 Jahrzehnten wissenschaftlich einwandfrei belegt.

In der Neuordnung der Lebensweise hat die Ernährung eine erstrangige Bedeutung. Sie führt zu einer Regeneration der großen Regulationssysteme, zu einer neuen Öffnung zur Außenwelt hin und zu sich selbst, die erst das Ingangkommen der Heilungskräfte des Organismus, des Körpers und der Seele, möglich werden lässt. Zitiert sei hier eine Stelle aus Bircher-Benners Schrift „Vom Werden des neuen Arztes“: „Die Wunder der Seele bleiben jenen verschlossen, die dauernd die Ernährungsgesetze missachten. Von der Ernährung hängen Kraft und Tiefe der inneren Erlebnisse ab – das ist ihre eigentliche Bedeutung. Sich um seinen Körper, um seine Ernährung zu kümmern, hat keinen Zweck, es sei denn, dass daraus eine neue Entfaltung, ein Erwachen innerer Kräfte entstehe.“

Gerade bei den Kreislaufkrankheiten hat die ganze weitere Lebensordnung große Bedeutung. Wirkliche Heilung ist nicht möglich, ohne eine grundlegende Vertiefung des Bewusstseins über den Sinn des Lebens, über die Ordnungen des Lebens, über die Beziehung zur Arbeit, zur Gesellschaft, zu sich selbst und zu den Menschen, mit denen wir leben. Am Anfang dieses Weges zur Heilung steht eine große

Frage der Verantwortung den Mitmenschen und sich selbst gegenüber: ein Weg, der sich lohnt.

Für den behandelnden Arzt ist dieses Buch eine große Hilfe bei der Anleitung und Begleitung seines Patienten.

Dr. med. Andres Bircher

Einleitung

Im Innersten bedroht fühlt sich derjenige, der plötzlich von einer Herz- Kreislaufkrankheit befallen wird. Handelt es sich doch um vitalste Funktionen unseres Seins. Oft war der Blutdruck sogar immer zu niedrig. Dann plötzlich beginnen die Beschwerden mit einem Anstieg, meist nach anhaltender psychischer Belastung, Ärger oder andauerndem Arbeitsstress. Er markiert das Entgleisen der Regulation mit Schwindel, Kopfscherzen, Eingenommensein, innerer Unruhe und Angst. Nach einer kurzen Untersuchung zum Ausschluss seltener Ursachen verschreibt der Hausarzt die ersten Medikamente mit dem Verweis, sie würden für das ganze Leben nötig sein und müssten ganz zuverlässig eingenommen werden, sonst könne das gefährliche Folgen haben. Oft wirken die blutdrucksenkenden Mittel rasch, man gewöhnt sich an die Regelmäßigkeit der Einnahme und beruhigt sich etwas. Doch still schreitet die Krankheit fort. Die Dosis muss erhöht werden, neue Medikamente kommen hinzu, mit Wirkungen und Nebenwirkungen. Und wo bleibt die Frage nach der Ursache? Von Tausenden, die wir hiernach gefragt haben, keiner kannte sie wirklich. So ging der Weg von den ersten Symptomen direkt zur medikamentösen Therapie, ohne Elimination der Ursachen. Dieser Mangel ist nicht eine Frage fehlenden guten Willens, sondern Ausdruck eines grundlegenden Missverständnisses zwischen dem aktuellen Paradigma der medizinischen Wissenschaft und der Biologie des Menschen.
In aller Regel ist die medizinische Diagnose ein reiner Symptomenbeschrieb, der nicht an die Ursache geht und von der Diagnose wird meistens direkt zur Arzneimitteltherapie übergegangen, ohne Erkundung der Krankheitsursache und ohne ursächliche Therapie. Die Behebung dieses Mangels im ärztlichen Handeln und Denken tut not, denn er hat prekäre Folgen.

Trotz des immensen medizinischen Aufwandes zeigen die Statistiken der Weltgesundheitsorganisation eine stetige Zunahme der Herz-Kreislaufkrankheiten in allen mehr oder weniger industrialisierten Ländern. Die technischen und pharmakologischen Fortschritte in Angiologie und Kardiologie sind hervorragende Leistungen. Sie haben zu einer deutlichen Verbesserung der Lebenserwartung herzkreislaufkranker Menschen geführt (in den USA um 26 % innert 10 Jahren bei einer Verminderung der Todesfälle um 12,9 %.[1]
Doch hat es sich gezeigt, dass diesen ermutigenden Resultaten die stetige Zunahme der Anzahl erkrankter Menschen entgegensteht und dass die bislang empfohlene Prävention nicht greift, denn sie ging nur sehr teilweise an die Ursachen. So kommt die Therapie oft zu spät und die Behandlung beschränkt sich mehr oder weniger nur noch auf die Folgen und Komplikationen. Nur zu oft gleicht die fachärztliche Krankengeschichte einem bewundernswerten, lebensverlängernden Flickwerk aus chirurgischen und angiologischen Eingriffen, wie der Einlage von STENTS in verengte Gefäße, Gefäßplastiken, dem mechanischen Verschluss des linken Herzohres, der Einlage künstlicher Herzklappen und einer sorgsamen ausgeklügelten Pharmakotherapie aus mehreren Medikamenten bis hin zur Herz-

transplantation. Das Genie pharmakologischer Forschung hat einige wertvolle Arzneimittel hervorgebracht, die wir in fortgeschrittenen Stadien der Herz-Kreislaufkrankheit nicht missen möchten. Doch kann gerade auch in diesen späten Stadien auf die Ursachentherapie nicht verzichtet werden, da sonst die Krankheit trotz eines großen medizinischen Aufwandes stetig fortschreitet.

2006 wurde die Zahl der Menschen, die in den USA an einer oder mehreren Herz-Kreislaufkrankheiten leiden, auf 81,1 Millionen geschätzt. 73,6 Millionen litten an hohem Blutdruck, 17,6 Millionen an koronarer Herzkrankheit, 8,5 Millionen Menschen erlitten 2006 einen Herzinfarkt und 8,5 Millionen Amerikaner starben im selben Jahr an den Folgen einer Herz-Kreislaufkrankheit.[1]

Arteriosklerose beginnt früh. Nach Zufall ausgewählt, wurden dreihundert gefallene Jungsoldaten des Koreakrieges im Alter von durchschnittlich 21,1 Jahren untersucht. 77,3 % hatten in der Obduktion bereits bedeutende arteriosklerotische Veränderungen an den Herzkranzgefäßen.[2] Bei ungeeigneter Ernährung leiden auch Kleinkinder bereits an Herzbeschwerden durch manifeste Arteriosklerose.[3,4,5,6,7] Angiologen sprachen von einem „Eisbergphänomen", denn 85 % der arteriosklerotischen Veränderungen bleiben lange Zeit unbemerkt. Arteriosklerose kann geheilt werden, wenn noch keine empfindlichen Strukturen, wie etwa die Herzklappen oder wichtige Regulationszentren befallen sind. In dem 1897 von Maximilian Bircher-Benner in Zürich gegründeten medizinischen Zentrum, wo die Fortschritte wissenschaftlicher Forschung, Praxis und Therapie laufend beobachtet und integriert werden, besteht heute jahrzehntelange Erfahrung in einer Therapie, welche diese Krankheit nicht nur medikamentös und chirurgisch angeht, sondern sie einer Heilung zuführt, soweit dies im Einzelfall möglich ist. Aber auch in späteren Stadien kann ihr Fortschreiten aufgehalten werden. Die besten Aussichten auf vollständige Heilung hat derjenige, der klug genug ist, die Ursachen, die in der allgemein verbreiteten Fehlernährung und unnatürlichen Lebensweise liegen, konsequent anzugehen, solange die Krankheit sich noch nicht oder eben erst bemerkbar gemacht hat. Dabei überwindet er nicht nur die bereits vorhandenen arteriosklerotischen Veränderungen, sondern er wird durch einen allgemeinen Aufschwung seiner Lebens- und Widerstandskraft belohnt. Aber auch im Spätstadium lohnt sich die Umstellung nach den Anweisungen dieses Buches. Eine deutliche Besserung des Zustandes und ein neues Aufblühen der geistigen und körperlichen Kräfte dürfen erwartet werden.

Dass der menschliche Organismus mit einer so unerhörten Fülle von freien Reserven, von Regulations-, Kompensations- und Notlösungsmöglichkeiten ausgestattet ist, um diese Krankheit jahrelang unbemerkt in Schach zu halten, ist ein unermessliches Geschenk der Natur. Doch sollten wir mit der Umstellung der Lebens- und Ernährungsgewohnheiten nicht warten, bis diese Regulationsmechanismen versagen und die Krankheit irreversible Schäden hinterlässt. Medikamente, auch homöopathische Mittel, können Krisenhilfe und Erleichterung schaffen, aber niemals diese Krankheit heilen. Chirurgische und angiologische Eingriffe können rettend sein. Doch hinterlassen sie Schwachstellen, an denen die Krankheit besonders weiter nagt. Echte Heilung der Arteriosklerose ist nur durch ein konsequentes Angehen der Ursachen möglich, durch den Weg, den wir „Ordnungstherapie" nennen. Die Ernährung und Lebensweise müssen auf die biologisch vorgegebenen Bedingungen genau abgestimmt werden. Die Nahrung muss ein ganz hohes ordnendes Energiepoten-

tial enthalten, welches die über die Photosynthese in alle Lebewesen gelangenden regenerierenden Informationen des Sonnenlichtes enthält. Sie muss, wie etwa die Muttermilch, „ökologisch" zusammengesetzt sein, ohne jegliche Belastung des Stoffwechsels mit sinnlosem Überfluss, mit ganz hohem Gehalt an essentiellen Nahrungs- und Vitalstoffen und frei von Reizmitteln wie Kaffee, industriell verkünstelten Fertigprodukten, Appetitanregern und Geschmacksverstärkern, frei von Röststoffen, Alkohol und anderen Drogen, die uns die Illusion vermitteln, uns zu stimulieren, die aber im Grunde nur unsere Lebenskraft schwächen und lähmen, so dass es uns immer wieder nach ihnen verlangt, um diese Lähmung wenigstens kurzzeitig zu vermindern.
Wir müssen wieder lernen, uns in die Lebensrhythmen der Natur einzuordnen, denn all unsere Regulationsmechanismen und Hormonzyklen sind auf diese abgestimmt. Bereits dies alles bringt uns so viel neue Lebenskraft und innere Harmonie, dass wir bald freier werden für das Ordnen unserer Beziehungen und unserer Arbeitswelt.

Demjenigen, der sich nicht mit der allgemeinen Symptombehandlung begnügen möchte, sondern die Heilung der Arteriosklerose und des Bluthochdrucks anstrebt, gibt dieses Buch alles nötige Wissen und alle praktische Anleitung in die Hand, um dies zu tun. Dem erfahrenen Arzt ist dieses Buch eine wertvolle Hilfe bei der Beratung und Betreuung seines Patienten. Damit wird diese Therapie zu einer faszinierenden Entdeckungsreise, zu einer vertrauensvollen Zusammenarbeit zwischen Arzt und Patient.

Das gesunde Herz, ein erstaunliches Organ

Das Herz und seine Aufgaben

Das Herz ist wie kein anderes Organ ein Symbol des Lebens. Gleich dem Ticken der Uhr teilt sein gleichmäßiges Schlagen den Ablauf der Jahre ein und mahnt an das Ende. Ein starkes Herz ist nicht nur ein Symbol der Liebe, der Freude und des Leids, sondern auch des Lebens selbst. Seine Leistungsfähigkeit erfüllt immer wieder mit Staunen. Sie übertrifft jene von Menschen geschaffener Motoren. Es arbeitet ununterbrochen 80 Jahre ohne Pflege, noch Reinigung, ohne Reparatur oder Ersatz Tag und Nacht. Es schlägt rund 100 000 Mal im Tag, 40 Millionen Mal im Jahr und schafft innerhalb von 70 Jahren die Pumpleistung von nahezu drei Milliarden Herzpulsationen. Es pumpt in der Minute sieben und in der Stunde 300 Liter Blut und zwar durch ein Gefäßsystem von rund 100 000 km Länge, was einem eineinhalbfachen Äquatorumfang entspricht.[8]

Dabei ist dies die Ruheleistung des Herzens, und jeder Reiz, der den Körper trifft, erfordert von ihm darüber hinaus eine gesteigerte Leistung. Wie sehr muss dieser unersetzliche Lebensmotor missbraucht worden sein, bis er schließlich versagt! Und doch nimmt die Zahl der Herz- und Kreislaufkranken ständig zu und tut dies weit über die Altersverschiebung hinaus immer früher, in immer jüngeren Jahren.

Das Herz kann zu keiner Zeit ruhen, wie das anderen Muskelorgane tun. Auch im Schlaf muss es weiter pumpen. Immerhin wird in der Nacht der ganze Lebensbetrieb auf Schonung und Ruhe umgestellt und dies erspart dem Herzen plötzlich geforderte Anstrengungen. Im Schlaf wird es geschont, denn da arbeiten alle Organe minimal. Der Blutdruck ist tief, wie sonst nie, das Bedürfnis nach Durchblutung anderer Körpergebiete ist vermindert. Die Herzkranzgefäße sind entlastet und alle Lebensvorgänge, außer denen, die der Erholung dienen, sind gedämpft und auf größte Ökonomie eingestellt.

Das Herz besteht aus einem etwa faustgroßen Hohlmuskel, der inwendig durch zwei große Scheidewände längs und quer in vier selbständige Abteilungen, zwei Vorhöfe und zwei Kammern, unterteilt ist. Diese Kammern sind mit festem Gewebe ausgekleidet, der Herzinnenschicht (Endokard), mit einer kräftigen Bindegewebsschicht, die innen von einer zarten Haut (Endothel) überzogen ist. Der ganze Herzmuskel bewegt sich in einem Herzbeutel (Perikard), in welchem es, in ganz wenig Flüssigkeit gebettet, reibungslos gleitend, seine Pumpbewegungen ausführen kann. Der rechte Vorhof nimmt die vom ganzen Körper herkommenden Hohlvenen in sich auf und pumpt das Blut durch eine Klappe mit drei Segeln (Tricuspidalklappe) in die rechte Kammer. Diese wiederum pumpt das Blut mit jedem Herzschlag in die Arterien der Lunge, wobei die Klappe, welche die Kammer vom Vorhof trennt, wie ein Pumpventil geschlossen wird und danach die Pulmonalklappe ebenfalls, so dass auch kein Blut in die rechte Kammer zurückweichen kann. Erstaunlich, wie die Klappensegel der Tricuspidalklappe, die nur am Rande befestigt sind und deren

Beweglichkeit durch ausgespannte Sehnenfäden limitiert wird, diese enormen Belastungen aushalten können. Beim weiteren Durchgang durch die Lungenkapillaren, gibt das Blut Kohlendioxyd an die Lungenbläschen ab und sättigt den roten Blutfarbstoff, das Hämoglobin, auf mit Sauerstoff, so dass dieses leuchtend hellrot wird. Die Lungenvenen bringen das helle Blut in den linken Vorhof. Dieser zieht sich während der Erschlaffung der Kammern zusammen und pumpt es so durch die Mitralklappe in die linke Herzkammer weiter. Gemeinsam mit dem rechten Herzen kontrahiert sich das linke Herz unter Verschluss der Mitralklappe zwischen linkem Vorhof und linker Kammer und pumpt das sauerstoffreiche Blut mit großer Kraft in die Hauptschlagader (Aorta) und von da aus in den großen Körperkreislauf. Sofort schließt sich die Aortenklappe, so dass kein Blut in die linke Kammer zurückweichen kann. Die Pumpaktion der Kammern nennt man Systole, die Erschlaffungsphase der Kammern, während der die Vorhöfe diese füllen, Diastole.

Herzmuskelfasen haben die Eigenschaft, sich elektrisch selbst rhythmisch zu entladen und dadurch zu kontrahieren. Besondere Faserbündel dominieren diese Selbstentladung, indem sie sich schneller entladen, als die übrige Muskulatur (Purkinjefasern). Im rechten Vorhof findet sich das Schrittmacherzentrum, der so genannte Sinusknoten. Er erzeugt beim gesunden Herzen die rascheste Frequenz und leitet die Erregung über Leitungsfasern des Vorhofs hinunter zu einem zweiten Schrittmacherzentrum, dem Aschoff-Tamara-Knoten, der von sich aus eine langsamere Frequenz von knapp 40/Minute erzeugen würde. Von da aus gehen die Reizleitungsfasern in zwei Bündeln, die sich fein verästeln, in die Kammern, die von sich aus sich noch langsamer entladen würden. Dominiert wird also von oben nach unten, durch Dominanz der rascheren Frequenz über die langsamere.

Das vegetative Nervensystem reguliert die Herzfrequenz einerseits durch sympathische Fasern, die von den Ganglien des Grenzstrangs des 5. Brustwirbelsegmentes herkommen. Bei Anstrengung, bei allgemeiner Aufregung, Freude oder Ärger erhöhen diese über den Sinusknoten die Herzfrequenz (positiv dromotrope Wirkung) und verstärken die Auswurfkraft des Herzens (positiv inotrope Wirkung). Bei allgemeiner Entspannung, verlangsamen die parasympathischen Nervenfasern des Herzens die Herzfrequenz und vermindern die Auswurfkraft, so auch im Schlaf. Mit diesen zwei Gegenspielern, dem Sympathicus und dem Parasympathicus, zügelt das vegetative Nervensystem das Herz, ähnlich wie ein Fuhrmann sein Pferd.

Der Körperkreislauf

Die große Körperschlagader (Aorta) teilt sich auf in 2 Armarterien (Arteria subclavia) und 2 äußere und 2 innere Kopfarterien (Arteria carotis externa und interna). Die äußere Carotisarterie versorgt das Gesicht und die äußeren Kopforgane, die innere das Gehirn. Eine weiter Arterie für das Gehirn steigt in der Wirbelsäule hinauf zum Hinterhaupt, wo sie mit den vorderen verbunden ist. Aus der absteigenden Aorta entspringen die Arterien für die Leber (Arteria hepatica), die Milz (Arteria lienalis), die Nieren (Arteria renalis) und weitere Äste für den Magen, die Bauchspeicheldrüse und den Darm (Truncus coeliacus, Arteria mesenterica superior und inferior). Diese drei Verzweigungen versorgen den Darm mit sauerstoffreichem Blut. Im Kapillarnetz der Darmschleimhaut gelangen die Nahrungsstoffe, Bakterientoxine, Gallensäuren und Fettstoffe ins Blut, die transportfähig gemacht sind, in dem sie in kleinste

Transportbläschen (Chylomikronen) verpackt worden sind. Die Darmvenen heißen Pfortadern, da sie sich alle wieder vereinen und das Blut aus dem Darm zur Leberpforte bringen und von da aus durch neue Verästelung zu den einzelnen Leberläppchen. Im Beckenbereich teilt sich die Aorta auf in eine innere und eine äußere Beckenarterie, die innere für die Beckenorgane (Blase, Gebärmutter, Prostata) und die äußere für das Bein. Unendlich setzt sich die Verzweigung der Arterien fort bis hin zu den kleinsten Arteriolen, welche mit ihrer zarten Muskulatur den Blutfluss zu den Kapillaren regulieren.

Der Lungenkreislauf

Der rechte Vorhof nimmt das Blut aus den großen Hohlvenen des Körperkreislaufs auf und pumpt es während der Erschlaffungsphase der Herzkammern mit geringem Druck durch die Tricuspidalklappe in die rechte Herzkammer. Durch die kräftige Kontraktion der Kammer schließen sich die Segel der Tricuspidalklappe ganz dicht zusammen, so dass das Blut nicht in den Vorhof zurückweichen kann und vollständig in die Lungenarterie ausgeworfen wird, da sich auch die Pulmonalklappe sogleich schließt, so dass das Blut auch nicht in die rechte Kammer zurückweichen kann. Wie ein Baum zweigt sich diese auf in feinste Verästelungen bis hin zu den Lungenkapillaren. Diese liegen, in zartes Bindegewebe (Matrix) eingebettet, zwischen den zarten Wänden der Lungenbläschen (Alveolen). Hier findet der Gasaustausch statt, indem das dunkle, venöse Blut das Kohlendioxyd aus dem Stoffwechsel an die Atemluft abgibt und Sauerstoff aus der Atemluft in die Blutkörperchen aufnimmt. Dadurch wird das Blut leuchtend rot.
Der Innendurchmesser der Kapillaren beträgt nur 4 Tausendstelmillimeter, die Größe der roten scheibenförmig eingedellten Blutkörperchen beträgt dagegen 7 Tausendstelmillimeter. Die Weisheit der Schöpfung will es, dass die Blutkörperchen sich keilförmig zusammenrollen müssen, um durch die engen Kapillaren hindurchgleiten zu können. Bei diesem Vorgang des sich Einrollens nehmen sie ein Vielfaches an Sauerstoff aus der Atemluft auf, als im kranken Zustand, wenn sie diese Fähigkeit verloren haben, da ihre Membranen durch einen mit sinnlos zugeführten Nahrungsstoffen überladenen Stoffwechsel geschädigt sind[9]. Durch die Kapillarmikroskopie am Nagelbett kann dieses Phänomen lebendig und direkt beobachtet werden.

Die Kapillaren und die Grundsubstanz des zarten Bindegewebes

Unendlich ist die Verästelung der kleinsten Gefäße in die Kapillaren im großen Körperkreislauf.

Das Grundregulationssystem in der Matrix des zarten Bindegewebes:

Alle Gewebe des Körpers sind von zartem Bindegewebe (Matrix) durchdrungen. Alle Zellen sämtlicher Organe, die Muskel- und Bindegewebsfasern, die Blutkapillaren, sind in das zarte Bindegewebe eingebettet. Diese Matrix ist von einem molekularen Netzwerk aus Zuckereiweißmolekülen (Proteoglykanen) ausgefüllt. Sogar die Knochenkanälchen, die Zwischenräume zwischen den Säulen der Leberzellen in den Leberläppchen, das Dentin und sogar die feinen Poren des Zahnschmelzes sind von diesem molekularen Netzwerk durchdrungen.
Es gibt keine direkte Verbindung von Blutkapillaren zu den Zellen. Auch die Nervenfasern enden blind in diesem Netzwerk der Grundsubstanz[10] des zarten Bindegewebes und kommen nirgends direkt an die Zellen heran. Jeder Stoff, der vom Blut zu den Zellen gelangen soll,

muss durch dieses molekulare Netzwerk der Grundsubstanz hindurch gelangen. So wirkt dieses als Molekularsieb. Der Proteinanteil der Zuckereiweißmoleküle dieses Netzwerks bildet dessen Stabilität und – als ob zwei Bürsten aneinander gestoßen würden – bilden die Zuckermoleküle sozusagen die Borsten. Nur mit elektromagnetischen Kräften (Van der Waalssche Kräfte) sind sie miteinander verbunden. So können sich die Zuckermoleküle ständig umlagern. Man hat nachgewiesen, dass das Netzwerk der Proteoglykane in der Grundsubstanz des zarten Bindegewebes ein ideales Medium für die Leitung und Speicherung von Information ist, wie wir dies von der Informatik her kennen.[10]

Jede Information, die von den Nervenendigungen zu den Zellen gelangen muss oder die von den Zellen zum Nervensystem gelangen muss, wird über dieses Netzwerk von Proteoglykanen hindurch geleitet. In der Tat wird jeder Reiz, der irgendwo am Körper gesetzt wird, durch dieses Netzwerk in den ganzen Körper weitergeleitet.[10] So leitet und speichert dieses molekulare Netzwerk der Grundsubtanz des zarten Bindegewebes die Information unseres biologischen Systems, die Information des Lebens. So überträgt jede der etwa 15 Billionen Zellen unseres Körpers ihre eigene Information über das Grundregulationssystem auf unser vegetatives Nervensystem und von da aus über die großen Zentren unseres Hirnstamms bis in unser Bewusstsein. Die Information aller Zellen, aus denen wir bestehen, ist unser Lebensgefühl und unser unbewusstes und bewusstes Gedächtnis.

Degeneration und Regeneration. Die Antiquiertheit der Kalorienrechnung

Die Physiker unterscheiden zweierlei Arten der Energie, geordnete und chaotische Energie. Geordnete Energie speichert Information. Chaotische Energie kann nichts speichern. Wärmeenergie ist chaotische Energie. Höchstgeordnete Energie ist das Licht der Sonne. Dessen Information gleicht einer großen Symphonie. Hören wir eine Symphonie, so entsteht keine Wärme, aber sie vermittelt Information: ein hochgeordnetes Klanggebilde, das präzise Empfindungen und Gefühle auslöst. Über seine komplexen Schwingungen vermittelt und ordnet das Sonnenlicht die genetisch vorgegebene Information, die für das Wachstum, die Differenzierung und Regeneration aller Lebewesen auf der Erde notwendig ist.

Ein grünes Blatt enthält rund eine Million Chlorophylltrichter. An der Basis jedes Trichters befinden sich je zwei Chlorophyll A-Moleküle. Der Trichter reflektiert das einfallende Licht in die Basis, wo die Chlorophyll A-Moleküle, mit den Schwingungen synchron, in maximale Resonanz treten (Kohärenz). Die Energie aus dieser Resonanz wandeln sie um in UV-Licht, so dass sie für unser Auge unsichtbar leuchten. Dieses Licht durchströmt den ganzen Pflanzenkörper bis in die Wurzelspitzen.[14]

Alle lebendigen Zellen speichern in ihren Molekülen UV-Licht, ganz besonders in den ringförmigen Molekülen. Die weitaus stärkste Lichtspeicherung erfolgt aber in der Doppelspirale der Erbsubstanz der Zellkerne. Die Doppelspirale der Erbsubstanz (DNA) kann sich nach rechts oder nach links aufwinden oder sie kann kleeblattartige Ausstülpungen bilden, wobei sie ganz spezifische UV-Lichtspektren abstrahlt.[11] Die Doppelspirale der DNA dient als Hohlraumresonator für die rhythmische LASER-Verstärkung des UV-Lichtes in unseren Zellen.[12] Damit ein LASER zu arbeiten beginnt, muss er eine gewisse Grundmenge an Energie erhalten. Biophysiker nennen diese minimale Energiezufuhr die LASER-Schwelle. In ihren Experimenten haben Forscher der internationalen Akademie für Biophotonenforschung die LASER-Schwelle an pflanzlichen Geweben gemessen.[11]

Genau wie die Pflanzen, speichern menschliche und tierische Zellen in ihrer DNA UV-Licht.[13,14] Aber uns fehlt die Fähigkeit zur Photosynthese und die direkte Sonnenbestrahlung der Haut genügt bei weitem nicht, um unsere LASER-Licht-speicherung über der LASER-Schwelle zu halten.

Die Pflanzenzelle speichert die Photonen des Sonnenlichtes in ungeheurer Menge. Man konnte zeigen, dass die so genannte ultraschwache Zellstrahlung eigentlich bloß eine Art Leckstrahlung ist, ein minimes Durchsickern des UV-Lichtes durch die Zellmembran. Messungen haben ergeben, dass die LASER-Amplifikation des Lichtes in der DNA 10^{10} mal stärker ist als diejenige technischer LASER-Geräte.[11] So gleicht das Innere der Zellen einem ungeheuren Lichtraum.

Unsere Photonenspeicherung muss täglich genährt werden durch eine ausreichend große Menge an lebendigen, photonenhaltigen Nahrungsmitteln, an vegetabiler Frischkost.[15,16,17,18]
Die Übertragung der im zellulären UV-Licht enthaltenen Information der lebendigen Nahrungsmittel aus der Photosynthese auf unseren Organismus erfolgt durch Kohärenz. Dies bedeutet, dass unsere eigene Lebensempfindung, unsere Lebensenergie und Lebensinformation in den etwa 15 Billionen Zellen unseres Körpers dadurch immer wieder erneuert und geordnet werden, dass sie bei der Übertragung der Photonen mit den Schwingungsmustern des Sonnenlichtes in gemeinsame Resonanz treten.

Fehlen die lebendigen Nahrungsmittel in unserer Nahrung, so vermindert sich der Photonengehalt in unseren Zellen. Der Lichtgehalt nimmt ab, bis die LASER-Schwelle unterschritten wird. Aus dem Ordnungsprinzip (Kohärenzprinzip nach Prigogine) verfallen die Zellen teilweise ins Chaosprinzip der Thermodynamik zurück und degenerieren.

Wir verstehen Krankheit als Verlust an Ordnung. Verlust an geordneter Information. Das Lebensprogramm gerät in Unordnung und durch den Mangel an lebendiger Nahrung kann es nicht mehr geordnet werden. Durch eine Vielzahl von Experimenten, die u.a. an der Universität Novosibirsk durchgeführt worden sind,[18] geht hervor, dass die komplexen Vorgänge der Biochemie in unseren Zellen durch Information gesteuert sind. Bei Mangel an lebendiger Nahrung wird diese Information nicht mehr laufend erneuert und geordnet. Dadurch geraten die komplexen biochemischen Vorgänge unserer Zellen in Unordnung. Hier liegt die energetische Bedeutung der lebendigen pflanzlichen Rohnahrung: sie erneuert und kräftigt die ordnende Resonanz.

Die Arteriosklerose, eine Volkskrankheit

Eine Unmenge ist geforscht und geschrieben worden über das Wesen und die Entstehung jener Entartungen der Arterienwände, die zur Arteriosklerose führen. Die Erbanlage allein kann auf keinen Fall die gewaltige Zunahme der Krankheit in den letzten Jahrzehnten erklären. Der Stress, d. h. hier das reibungsvolle, gehetzte, unerfüllte Leben, oder worin die unangemessene Dauerbelastung bestehen mag, kann, wie schon Selye, der Begründer der Stresslehre, zeigte, nur aufgrund von „stress conditioning factors" voll wirksam werden und diese Faktoren liegen in der Ernährung, Mangel an Bewegung und an Schlaf, Giftausstreuung aus Infektherden, schlechter Luft, Rauchen. Umweltverschmutzung, immer massiver werdendem Elektrosmog durch die gepulste Hochfrequenzstrahlung der drahtlosen Telefonie und elektronischen Apparate, haben zusätzlich eine große, manchmal auch auslösende Bedeutung. Grundlegend bleibt die Ernährung, darüber herrscht Einstimmigkeit, aber was in der Ernährung die Hauptschuld trägt: der Fettanteil nach Menge und Qualität, der Cholesteringehalt, die raffinierten Kohlenhydrate oder das überschüssige Eiweiß nach Menge und Art, darüber ist sich die Fachwelt nur teilweise einig.

Wer das seit Jahrzehnten verfolgt hat, stellt neuerdings mit Erleichterung fest, dass sich jetzt eine gewisse Klärung angebahnt hat. Die Arteriosklerose, so kann man sagen, entsteht durch eine Überzufuhr von Nahrungs- und Genussmitteln, die an Nährstoffgehalt konzentriert, aber ihrer Hilfsstoffe (Vitalstoffe) beraubt, durch industrielle Verarbeitung mehr oder weniger denaturiert, mit chemischen Zusätzen „angereichert" und in ihren Korrelationen gestört sind.

Aller Bemühungen zum Trotz, zeigen die Statistiken seit dem Zweiten Weltkrieg eine massive Zunahme dieser Krankheit, mit all ihren katastrophalen Folgen und dies in immer früherem Lebensalter.
An der Universität Texas wurden 1160 Autopsien an Säuglingen, Kindern und Jugendlichen, im Alter zwischen Geburt und 29 Jahren, in Bezug auf Arteriosklerose durchgeführt. Schon bei 45 % der Säuglinge im Alter von 8 Monaten fand man Fetteinlagerungen (fatty streaks) und Schaumzellen (mit oxydiertem Cholesterin angefüllte Makrophagen) an Stellen, die der Blutströmung besonders ausgesetzt sind. Bis zur Pubertät wurden es immer mehr und mit 12–14 Jahren waren zudem die Muskelschichten der Arterienwände mit fettigen Ablagerungen durchsetzt. 8 % dieser Kinder hatten bereits arteriosklerotische Atherome (Plaques) in der Zwischenzellsubstanz.[19] In Neuengland wurden bei 204 verunfallten Kindern und jungen Erwachsenen mit Arteriosklerose von 2 bis 39 Jahren die Risikofaktoren analysiert. Weitere Studien zeigten, dass die Arteriosklerose ein zunehmendes Problem in der Kinderheilkunde darstellt.[20,21,22,23,24] Im Jahr 2003 nahm die amerikanische Kardiologengesellschaft (ACA) zu diesem Problem Stellung. Als Ursachen wurde die Fehlernährung mit Fettleibigkeit und Diabetes Typ II, der bei Kindern alarmierend zugenommen habe, genannt.[25]

Die Risikofaktoren für kardiovaskuläre Krankheiten

Fast 100 Jahre hat es gebraucht, bis das Rauchen als hoher Risikofaktor anerkannt wurde. Weitere anerkannte Risikofaktoren sind der Bluthochdruck, die Zuckerkrankheit, eine familiäre Häufung von Herzinfarkten, Übergewicht (Adipositas), Bewegungsmangel, ernährungsbedingte Fettstoffwechselstörungen mit hohem LDL-Cholesterin- und Triglyceridspiegel oder durch die seltenen angeborenen Hyperlipidämien, Arbeitsstress und Ärger: 40 % der Herzinfarkte ereignen sich in den frühen Morgenstunden zwischen 6 und 10 Uhr und besonders Montags und durch Emotionen, etwa während Fußballweltmeisterschaften.[26] Wissenschaftliche Untersuchungen über den Einfluss von Angst, Depression, soziale Isolation und chronischen Stress ergeben widersprüchliche Resultate.[27, 28] Weitere Risikofaktoren sind ein Mangel an Vitamin D oder Migräneanfälle mit Vorboten (Aura).[29] Auch sind Menschen mit der Blutgruppe A etwas gefährdeter.

Die Häufigkeit der Arteriosklerose ist statistisch schwer erfassbar. Man spricht von einem Eisbergphänomen, denn nur etwa 1/10 der Krankheitshäufigkeit wird sichtbar, da die ersten Symptome zum Arzt führen. Bis dahin leben viele Menschen in einer Art Scheingesundheit, im symptomfreien Stadium der Krankheit, da der Organismus das Problem noch kompensieren kann, so die Kinder und Jugendlichen und die koreanischen Soldaten[2]. Die katastrophalen Folgekrankheiten der Arteriosklerose, der Herzinfarkt und der Hirnschlag (Apoplexie) sind dagegen statistisch gut erfasst. Im Jahr 2003 starben in Deutschland 10,9 % der Menschen an koronarer Herzkrankheit und 7,5 % an einem Herzinfarkt. 2012 starben 5,2 % an Herzschwäche (Herzinsuffizienz) In den USA bilden heute die kardiovaskulären Krankheiten die häufigste Todesursache, vor den Unfällen und Krebs.

Die Häufigkeit des Herzinfarktes richtet sich nach der Lebens- und Ernährungsweise: In Japan erleidet im Jahr 1 von 1000 Menschen einen Herzinfarkt, in der Schweiz und in Frankreich 2 von 1000 Menschen. In Deutschland und Österreich sind es jährlich 3 von 1000 Menschen, in Skandinavien 4 von 1000 und in England und Ungarn sogar jährlich 5 von 1000 Menschen. Laut der Statistik des deutschen Bundesamtes starben im Jahr 2011 52 000 Menschen an einem Herzinfarkt. Sozial benachteiligte Menschen sind gefährdeter und überleben das erste Jahr nach dem Herzinfarkt weniger gut als Menschen aus privilegierten Gesellschaftsschichten.[30] Seit dem Jahr 2000 ist die Häufigkeit des Herzinfarktes in Deutschland von 67 000 auf 52 000 Betroffene leicht zurückgegangen.[31]

Die tragischste Komplikation der Arteriosklerose ist der Hirnschlag. In Deutschland erleiden jährlich 4 von 1000 Menschen einen Hirnschlag durch den Verschluss einer Hirnarterie (Apoplexie) oder durch eine Hirnblutung. Blutungen in die Hirnflüssigkeit hinein (Subarachnoidalblutungen) sind selten (6/100 000 Menschen) Damit ist in Deutschland der Schlaganfall die dritthäufigste Todesursache.

Das Problem geringer Alkoholmengen

Die Schädlichkeit „geringer" täglicher Alkoholmengen ist derzeit umstritten. Bekannt geworden ist eine Studie der Universität Bordeaux, die zeigte, dass Menschen bei geringem Weinkonsum[32] (ca. 2 Gläschen Wein/Tag = ca. 30 g Reinalkohol/Tag) etwas weniger häufig an den Folgen einer koronaren Herzkrankheit sterben sollen als Abstinenten und Menschen, die mehr Alkohol tranken. Die durchschlagende Publizität eines solchen Resultates ist verständlich, da es der täglichen Gewohnheit schmeichelt. So entstand denn besonders in Weinanbaugebieten eine allgemeine Empfehlung vieler Ärzte an ihre Patienten, täglich etwas Rotwein zu trinken. In Ländern wie Frankreich, wo regelmäßig Wein getrunken wird, lässt sich auch die Abhängigkeit der koronaren Herzkrankheit von Blutfetten (Cholesterin) viel weniger eindeutig nachweisen. Man spricht dabei vom „französischen Paradoxon". Jedoch erhöhen schon relativ geringe Alkoholmengen (42 g Reinalkohol/Tag) den Cholesterinspiegel deutlich.[21] Man darf nicht vergessen, dass Menschen, die zur Mahlzeit „etwas" Wein konsumieren, in aller Regel meistens wesentlich mehr als 30 g Reinalkohol/Tag zu sich nehmen. So zeigte denn auch eine 7 Jahre dauernde japanische Prospektivstudie, dass die Hintergrundcharakteristiken (Risikofaktoren) wie Rauchen, Ernährung u.a. der „moderate-drinkers" in der französischen Studie wesentlich günstiger gewesen sein mussten, als jene der Abstinenten und jener, die mehr Alkohol konsumiert hatten.[33] In einem behutsam erwägenden Editorial im Journal of the American Medical Association wird das Problem genau unter die Lupe genommen.[34] In einer Tabelle werden alle Personen aufgezählt, denen auch ganz geringe Mengen Alkohol nachgewiesenermaßen schaden: Menschen mit Alkoholproblemen in der Blutsverwandtschaft (familiäres Risiko des Alkoholismus), schwangere Frauen und Menschen, die an Krankheiten der Leber, der Bauchspeicheldrüsen, an Herzschwäche, an zu hohem Bluttriglyceridspiegel, an degenerativen Nervenkrankheiten und gewissen Blutkrankheiten leiden. Hier werden „kleinste Mengen" als schädlich bezeichnet und auch vor der Arbeit oder dem Autofahren dringend abgeraten. Tatsächlich wurde die erhöhte Gefahr an Maschinen und Fahrzeugen und eine verminderte geistige Leistungsfähigkeit vielfach nachgewiesen.[35,36,37,38] Wenn man sich überlegt, dass heute die Menschen praktisch täglich ein Auto lenken oder Maschinen bedienen, wird die Empfehlung der „geringen Alkoholmengen" äußerst problematisch.

Wannametzee et al. vom Royal Free Hospital in London belegten 1992 an großen Patientenzahlen, dass Menschen, die an Angina pectoris leiden, viel eher an einem plötzlichen Herztod sterben, als Abstinenten, sobald sie auch nur ganz geringe Mengen Alkohol konsumieren.[39]

Alkohol bewirkt einen Sauerstoffmangel in den Leberzellen, der auch in geringer täglicher Menge die fettige Degeneration der Leberläppchen fördert. Ursache der chronischen Pankreatitis ist der Alkohol. Die medizinische Wissenschaft hält fest, dass ein regelmäßiger Konsum von 16 g Reinalkohol pro Tag für die Bauchspeicheldrüse gefährlich ist. Dies entspricht 4 dl Bier, 1,1 dl Rotwein, 4,5 dl Apfelwein oder 50 ml Branntwein oder Spirituosen. Bei regelmäßigem „Gläschen in Ehren" bilden sich in den feinen Pankreasgängen Niederschläge (Sludge). Diese erzeugen die chronische Bauchspeicheldrüsenentzündung. Zudem schädigt der Alkohol die Drüsenzellen direkt und stört die Funktion des Schließmuskels des Ausführungsganges des Pankreas, so dass die im Dünndarm aktivierten Verdauungsenzyme zurückweichen und eine Selbstverdauung des Pankreas auslösen. In Deutschland werden jährlich 8000 Menschen, zu 70 % Männer, wegen chronischer Pankreatitis hospitalisiert. Pankreaskrebs entsteht auf Grund der chronischen Pankreasentzündung. Regelmäßiger Alkoholkonsum auch kleiner Mengen ist dessen entscheidende Ursache.[40] Dies alles zeigt das Ausmaß des Problems, das durch eine Empfehlung, wie sie mit dem „Französischen Paradoxon" abgegeben wurde, entstanden ist.

Oxydativer Stress, eine wichtige Mitursache

Bei ungeeigneter Ernährung, durch Reizmittel, Umweltbelastungen und ungeordnete Lebensweise, ionisierende, elektromagnetische und UV-A-Strahlung leidet der Organismus an oxydativem Stress. Dabei entsteht eine Stoffwechsellage, bei der eine das physiologische Ausmaß überschreitende Menge reaktiver Sauerstoffverbindungen (R.O.S. = reactive oxygen species) gebildet werden. Diese hochreaktiven oxydierenden Substanzen sind Moleküle mit mindestens einem ungesättigten Elektronenpaar, wodurch sie besonders reaktiv sind. Sie entstehen in den Mitochondrien, den die Glukose abbauenden „Kraftwerken" der Zellen, durch Elektronenübertragungen und das Enzym Cytochrom P450-Oxydase. Dabei entstehen das Superoxid – Anionenradikal O_2-Wasserstoffsuperoxid (H_2O_2) und das Hydroxydradikal (OH) oder Nitroxygen (NO).

Gesunde Zellen können durch neutralisierende Substanzen, die sie bereithalten, diese hochreaktiven Sauerstoffverbindungen neutralisieren. Die wichtigste antioxydative Substanz, die der Körper bereitstellt ist Glutathion, ein Peptid das er aus den drei Aminosäuren Glutaminsäure, Cystein und Glycin herstellt. Weitere wichtige Antioxidantien sind Ubiquinon (aus Coenzym Q10), die Vitamine A C und E, Selen und eine Vielzahl sekundärer Pflanzenstoffe.

Bei oxydativem Stress im Stoffwechsel sind diese Reserven erschöpft und kann oxidiertes Glutathion nicht mehr genügend in seine aktive, reduzierte Form zurückverwandelt werden, da das Enzym Glutathionreduktase erschöpft ist, wie auch andere Entgiftungsenzyme wie die Peroxyddismutase und die Katalase. Dadurch bleiben die hochreaktiven Oxydantien (R.O.S.) im Stoffwechsel liegen und beschädigen große Moleküle (Makromoleküle) in- und außerhalb der Zellen. Dies hat gefährliche Folgen. Die ungesättigten Fettsäuren der Zellmembranen werden oxydiert (Lipidperoxyiation), was zum Untergang von Mitochondrien führt und auch dazu, dass die Zellen viel mehr Energie aufwenden müssen zur Erhaltung ihres elektrischen Membranpotentials. Hinzu kommt die Beschädiung von Eiweißen (Proteinperoxidation) und der Erbsubstanz (DNA-Peroxidation), was zur Spaltung der DNA-Moleküle der Erbsubstanz (Genmutationen) und dadurch zur Umwandlung gesunder Zellen zu Tumor- oder Krebszellen führen kann. Hier handelt es sich um einen vorzeitigen Alterungsprozess, der die Lebenserwartung stark beeinträchtigt.[41, 42, 43]

Im Traubenzuckerabbau (Glucoseabbau in der sogenannten Atmungskette der Mitochodrien) entsteht als Endprodukt Wasser. In etwa 2 % geschehen dabei Fehler, so dass z. B. ein Sauerstoffatom sich mit nur einem statt mit 2 Wasserstoffatomen verbindet. Dadurch entsteht immer ein hochreaktives Spaltprodukt des Wassers, das Hydroxydradikal (OH*). Dieses freie Radikal ist so reaktiv, da das Sauerstoffatom des OH Radikals mit großer Kraft nach einem zusätzlichen Elektron aus irgendeinem anderen Molekül sucht. Weitere Radikale sind das Stickoxyd (NO*), das Chloridradikal (CL*), das Bromradikal (Br*) u.a.

Die Bedeutung der freien Radikale liegt derzeit in großem wissenschaftlichem Interesse im Zusammenhang mit der Erforschung der Ursachen verschiedener neurodegenerativer Krankheiten, wie der Alzheimerkrankheit, der amyotrophischen Lateralsklerose (ALS), der Chorea Huntington und der Parkinsonschen Krankheit. Viele Studien weisen auf eine Zerstörung der Hirnstammganglien durch freie Radikale hin, als Ursache dieser immer häufiger werdenden Krankheiten.

Auch bei der diabetischen Neuropathie bestehen Hinweise auf eine Schädigung der Nerven durch freie Radikale.[44]

Was ist Arteriosklerose eigentlich genau, wie entsteht sie?

Arteriosklerose bedeutet Verhärtung und Verengung in Blutschlagadern (Arterien). Es handelt sich um eine degenerative Systemerkrankung, die zu einem herdförmigen narbigen Umbauprozess in der mittleren (Tunica media) und innersten Schicht (Intima) der Arterienwände führt, mit Einlagerung von Kollagen, von oxydierten, degenerativen Blutfettstoffen und Eiweißen (Amyloiden), Blutgerinnseln (Thromben) Cholesterin- und Kalkkristallen. Die Kapillarmikroskopie erlaubt dem erfahrenen Arzt, diese Erkrankung im frühesten Stadium sichtbar werden zu lassen. Das innerste Drittel der Arterienwände wird direkt vom im Innern fließenden Blut mit Sauerstoff und Nahrung versorgt. Die äußeren ⅔ dagegen sind ein komplexes Organ. Muskel- und Bindegewebsschichten sind dicht übereinander gelagert, um die enorme Beanspruchung der ständigen Pulsschläge aufzufangen. Um diese ⅔ zu ernähren, mit Sauerstoff zu versorgen und ihre Stoffwechselabfallprodukte aus ihnen zu entfernen, sind die Arterienwände, wie andere Organe, mit kleineren Arterien (Vaso vasorum) versorgt, welche in sie hinein führen und zwischen den Bindegewebs- und Muskelschichten ein dichtes Kapillarnetz bilden, das in der zwischen allen Zell- und Faserschichten liegenden Grundsubstanz des zarten Bindegewebes (Matrix) mit ihrem dichten Netzwerk aus Proteoklykanen eingelagert ist.

Schon in den Dreißigerjahren konnte mittels Kapillarmikroskopie am lebendigen Menschen gezeigt werden, dass bei ungeeigneter Ernährung, die weniger als ⅔ lebendige pflanzliche Rohkost enthält, die Kapillarschlingen ausgeweitet werden und verplumpen, so dass sie wie Flussmäander geschlängelt und undicht werden, und dass sich um sie herum eine Entzündung bildet, durch die Einlagerung degenerativer Eiweiße und Fettstoffe (Amyloide).[45] Es handelt sich um eine perikapilläre Entzündung durch die Einlagerung von Stoffwechselschlacken in das molekulare Netzwerk der Proteoglykane der Grundsubstanz des zarten Bindegewebe, durch Schlacken aus sinnlos im Überfluss zugeführten Nahrungsstoffen, die der Stoffwechsel nicht bewältigen kann. Gleichzeitig ist zu erkennen, dass die roten Blutkörperchen ihre Fähigkeit sich einzurollen verloren haben und sich mühselig durch die engen Kapillaren hindurchzwängen. Dadurch vermindert sich die Sauerstoffversorgung der Zellgewebe empfindlich. Diese degenerative Veränderung mit Einlagerung von Amyloiden in das molekulare Proteoglykannetzwerk des zarten Bindegewebes geschieht nicht nur in den Arterienwänden, sie findet sich gleichermaßen in allen Geweben und Organen. Sie ist der Beginn aller degenerativen Krankheiten.

In den Arterien beginnen die Veränderungen besonders da, wo besonders starke Blutströmung herrscht, welche die innerste Zellschicht, das Gefäßendothel, verletzt. In frühen Lebensjahren findet man da erste oberflächliche Einlagerungen degenerativer (oxidierter) Fette, besonders oxidiertes low-density-Cholesterin (LDL). Diese Veränderung ist reversibel. Bleibt der oxydative Stress und die Fehlernährung bestehen, so verdichten sich diese Einlagerungen zu größeren Entzündungsherden. Diese schwellen an. Immunzellen erkennen die oxidierten Lipide als degeneratives Material und veranlassen durch Ausschütten von Interleukinen Monozyten, eine besondere Art weißer Blutkörperchen, sich in Makrophagen (Fresszellen) umzuwandeln, um diese Schlacken zu entfernen. Diese wandern wie Amöben in die Arterienwand ein und nehmen das degenerative Material in vielen winzigen Bläschen in sich auf, um es aufzulösen. Das Übermaß an aus dem Blut anfallenden oxydierten Lipiden macht dies zur Sisyphusarbeit und so lagern sich immer mehr mit degenerativen Fettstoffen und Amyloid angefüllte Schaumzellen in die Entzündungsherde der Arterienwand, besonders in die Mittelschicht, ein.

Diese Herde schwellen an und verlegen immer mehr den Gefäßinnenraum. Durch die Engstellen an den Herzkranzgefäßen entstehen Brustschmerzen durch Sauerstoffmangel bei Anstrengung, Stress oder Ärger (Angina pectoris). Brechen die arteriosklerotischen Plaques nach innen auf, so bilden sich Blutgerinnsel, die das Gefäß verschließen und auch weiter verschleppt werden können. In einem Herzkranzgefäß bedeutet dies ein Herzinfarkt, denn da gibt es keinen Umgehungskreislauf, so dass ein ganzer Bezirk der Herzmuskelwand abstirbt. In einer Hirnarterie bedeutet dies einen Hirnschlag (Apolexie), der ebenfalls zum sofortigen Absterben eines mehr oder weniger großen Hirnbezirkes führt. Solche Infarkte sind auch in Organarterien möglich, z.B. in einer Darmarterie (Mesenterialinfarkt) oder seltener in einer Nieren- oder der Milzarterie oder häufiger in einer Beinarterie, was zu behindernden, krampfartigen Schmerzen nach einer gewissen Gehstrecke führt, die nachlassen, sobald man innehält (Claudicatio intermittens). An der Aorta oder in stark pulsierenden Hirnarterien riskieren solche Arterioskleroseherde auch nach außen aufzubrechen. Zuerst erweitern die Pulsationen das Gefäß nach außen (Aneurysma), dann wird es irgendwann zum Gehirn hin aufbrechen (Hämorrhagischer Insult) oder zu den Hirnhäuten hin (Subarachnoidalblutung), was zu schwersten Behinderungen, Lähmungen, wenn nicht sofort zum Tode führt. Die Aortenwand kann bei ausgedehnter Arteriosklerose innen aufgespalten werden (Aneurysma dissecans) und wird dann über kurz oder lang nach außen aufbrechen (Aneurysmaruptur) was immer tödlich ist. All dies sind äußerst tragische Ereignisse, Zustände großen Leids, großer Gefahr und großer Ängste, als katastrophale Folgen der Arteriosklerose.

Die Bedeutung des Fettstoffwechsels, der Adipositas und des Cholesterins

Mit dem Wissen über die molekularbiologischen Grundlagen betreffend die Speicherung überschüssiger Nahrungsstoffe in der Grundsubstanz des weichen Bindegewebes und damit der Verlegung der Transitstrecke zwischen den Zellen und deren umgebenden Strukturen,[10] wird erst verständlich, dass bei der allgemein verbreiteten Fehlernährung und der häufigen Adipositas (Fettleibigkeit) eine massive Ernährungs- und Stoffwechselstörung der Gewebe und der Leber vorliegt.

Eigentlich ist der adipöse Mensch in einem ständigen Hungerzustand, einem Teufelskreis, in dem er aus Hungergefühl isst, um seinen Hunger zu beseitigen, damit aber gerade das Gegenteil bewirkt: eine weitere Überforderung der Leberleistung und Verlegung der Grundsubstanz mit noch stärkeren zellulären Stoffwechseldefiziten, denn er isst nicht nur zu viel, sondern auch falsch.

So hat es sich gezeigt, dass die Adipositas nicht durch Kalorienreduktion, sondern mit Rohfrischsaftkuren und anschließender Rohkosttherapie während neun Monaten bei freier Nahrungsmenge erfolgreich und dauerhaft behandelt werden kann.[46] Bedeutend im Teufelskreis der Adipositas ist aber auch zudem die Darmdysbiose (die gestörte Darmflora) mit der damit verbundenen Schwächung der Leber und des enterohepatischen Kreislaufs.[46] Derzeit tut sich in der Adipositasforschung wenig. Immerhin wurde mit einer ansatzweise ordnungstherapeutischen Betreuung, einer begleiteten Umstellung des „Lebensstils“ eine wenigstens um 10 % anhaltende Gewichtsreduktion erreicht und dabei beobachteten die Ärzte eine signifikante Besserung der Blutdruckwerte und des Serumcholesterins, Mit Ballaststoffzugaben zu einer an Kalorien verminderten Diät üblicher Art besserten sich bereits die Hungeranfälle und verschwand die Obstipation.[47]

Die Leber ist das Schlüsselorgan für die Regulierung der Blutspiegel der Fette und des Cholesterins. Diese Spiegel sind Ausdruck des Stoffwechsels der Leber. Zur Senkung des Cholesterinspiegels mit diätetischen Maßnahmen gibt es eine Vielzahl von Studien[48, 49]. Sie sind in der medizinischen Fachwelt wegen des Herzinfarktrisikos von großem Interesse. 1988 wurde in den USA das NCEP (National Choleserol Education Program) publiziert, nachdem viele Studien den Nutzen einer Lipidsenkung gegen das Herzinfaktrisiko belegt hatten. Resultate aus dem großangelegten „Coronary Primary Prevention Trial“ hatten die berühmte 2:1 Relation geltend gemacht, was besagt, dass eine Cholesterinreduktion um 1 % eine Verminderung des Risikos für eine koronare Herzkrankheit um 2 % bewirkt. Die Diätvorschriften der AHA (American Heart Association) wurden diesen Studien angepasst.[50]
Die Helsinki Herzstudie zeigte dann, dass eine zusätzliche Erhöhung der HDL (High-density-Lipoprotein)-Cholesterinwerte dieses Resultat noch verbessert. Dass Faserstoffe wie Kleie oder Psylliumsamen lipidsenkend wirken, wurde ebenfalls mehrfach gezeigt.[49, 51, 52, 53, 54, 55]

Eine positive Wirkung der ungesättigten Fettsäuren (Omega-3-Fettsäuren) wurde mehrfach belegt.[56] Es konnte gezeigt werden, dass durch Omega-3-Fettsäuren die Blutviskosität dadurch verbessert wurde, dass die roten Blutkörperchen ihre Verformbarkeit zurückerhalten.[57] Bei Nephrose (Nephrotisches Syndrom: Eiweißverlust im Harn durch einen Basalmembranschaden an den Nierenkapillarschlingen) besteht eine starke Erhöhung der Blutfette, als Ausdruck der Regulationsstörung des gesamten Leberstoffwechsels.[57] Auch konnte gezeigt werden, dass bei diesen Patienten eine drastische Eiweißreduktion in der Diät das Serumcholesterin senkt.[58]

Betrachten wir diese Einzelwirkungen gemeinsam, so weisen sie alle in die Richtung einer vegetabilen Diät. So gibt es denn auch eine größere Zahl von Arbeiten, die belegen, dass eine vegetabile, an tierischen Produkten stark reduzierte Ernährung zur Lipidsenkung sehr wirksam ist.[59, 60, 61] In der Heidelberger Vegetarierstudie wurden die Unterschiede des gesamten Lipidstatus bei 62 weiblichen und 40 männlichen Vegetariern, verglichen mit einer Kontrollgruppe von Omnivoren (von allem essende Menschen). Vor allem wurden die ungesättigten Ölsäuren bei den Vegetariern vermehrt aufgenommen. Die Fettsäurezusammensetzung der Cholesterinester, Triglyceride, der freien Fettsäuren und des Phosphatidylcholins wurden analysiert. In all diesen Fraktionen widerspiegelte das Fettsäurenprofil die diätetische Lipideinnahme. Palmitol, Vaccenyl-Docosahexoaenylsäure blieben bei den Vegetariern bemerkenswert tiefer im Serum. Der größte Unterschied wurde für die Linolsäure in allen Lipidklassen gemessen, besonders in Di- und Triglyceriden.[62]

Wo diese damals neuen Erkenntnisse therapeutisch konsequent genutzt wurden, wirkten sie sich durch die Besserung des Leberstoffwechsels dann auch drastisch auf das Risiko an einer koronaren Herzkrankheit zu sterben aus: Eine dramatische diätetische Reduktion des LDL-

Cholesterins und des Gesamtcholesterins hatte eine Verminderung der Erkrankungen an koronarer Herzkrankheit um 35 % und eine Verminderung des Bedarfs an chirurgischen Eingriffen an den Herzkranzgefäßen um ⅔ bewirkt. Das „Coronary Drug Project“ und der „Multiple Risk Factor Intervention Trial“, zwei großangelegte Prospektivstudien, hatten die Langzeitwirkung einer Lipidsenkung belegt. Zwei weitere große Studien bewiesen die Wirkung der diätetischen Lipidsenkung auch angiographisch durch Kontrastdarstellung der Herzkranzgefäße (GLAS: Cholesterin-Lowering Atherosclerosis Study und FATS: Familial Atherosclerosis Treatment Study). In der FATS-Studie wurde zusätzlich gezeigt, dass eine bereits vorhandene Arteriosklerose der Koronararterien sich unter einer konsequenten lipidsenkenden Diät teilweise zurückbilden kann.[63] Bei all diesen positiven Resultaten muss bedacht werden, dass eine drastische diätetische Lipidsenkung nur durch eine sehr starke Einschränkung der tierischen Nahrung möglich ist, so dass diese Studien sich keineswegs bloß auf das Cholesterin beziehen können. Bei übergewichtigen Männern und Frauen wurde gezeigt, dass die Wirkung der diätetischen Lipidsenkung auf das koronare Herzrisiko durch regelmäßiges körperliches Training deutlich verbessert werden kann.[64]

Einen Durchbruch bedeutete schließlich die von Professor Ornish an der Universität San Francisco geleitete prospektive, randomisierte, kontrollierte Studie zum Einfluss der Ernährung und des „Lebensstils auf die Koronarsklerose, die 1990 in der angesehenen Fachzeitschrift „The Lancet“ publizierte wurde.[65] Während eines Jahres wurden 28 Patienten mit einer ausgeprägten Koronarsklerose wenigstens teilweise ordnungstherapeutisch behandelt. Sie ernährten sich rein vegetarisch, mit sehr geringem Anteil an gesättigten Fetten und enthielten sich vollständig vom Rauchen. Zusätzlich erhielten sie ein gewisses Entspannungstraining sowie eine Anleitung zu einem angepassten körperlichen Training. Lipidsenkende Medikamente (Statine) wurden keine verabreicht. Die Kontrollgrppe umfasste 20 vom Alter und Geschlecht und vom Koronarangiographiebefund her betrachetet genau vergleichbare Patienten (Einengung des Gefäßquerschnittes um 40 %). Die Kontrollgruppe wurde nach allen üblichen Empfehlungen der American Heart Association behandelt, inklusiv der Medikation mit Statinen. Nach einem Jahr wurde erneut angiographiert. Dabei wies die Ordnungstherapiegruppe einen deutlichen Rückgang der Beschwerden und eine Erweiterung des Gefäßquerschnittes von durchschnittlich 40 % auf 37,8 % auf (Wiedereröffnung der Herzkranzgefäße), während die Kontrollgruppe eine weitere Einengung von durchschnittlich 42,7 auf 46,1 % und eine deutliche Zunahme der Beschwerden erlitten hatte.

Diese hervorragende Arbeit demonstriert eindrücklich die große Bedeutung der Ernährung für den Leberstoffwechsel und damit für das Blutlipidprofil und deren direkten, starken Einfluss auf die Arteriosklerose. Sie belegt sehr deutlich die an der Bircher-Benner Klinik seit vielen Jahrzehnten gemachte Erfahrung, dass sich durch die geeignete diätetische Umstellung die Gewebe entschlacken und bereits verengte Gefäße sich wieder öffnen können. Auch Dougall et al. Berichteten 1995 über die rasche Reduktion des Cholesterinspiegels bei fettarmer, strikt vegetarischer Diät.[66, 67]

Die fettige Degeneration der Leber (Fettleber) ist oft mit allgemeiner Übergewichtigkeit verbunden und mit Bluthochdruck und oft auch mit Diabetes Typ II. Diesen Symptomenkomplex bezeichnet man als metabolisches Syndrom. Adventistische Jugendliche (Vegetarier) sind wesentlich

weniger adipös als omnivore Vergleichsgruppen.[68]
Vegetarier haben nur das halbe Mortalitätsrisiko an allen ernährungsabhängigen chronischen Krankheiten und im Besonderen an Krebs und Herz-Kreislaufkrankheiten.[69] Dasselbe wurde bereits 1990 in Berlin belegt.[70]
Die Fettleber kann bei Alkoholabstinenz mit Gewichtsreduktion und Körpertraining gebessert werden.[71, 72, 73] Bei geeigneter Diät treten auch bei adipösen Patienten mit Fettleber keine Gallensteine auf.[74] Bei Malabsorption durch Zoeliakie findet man oft eine Fettleber.[75] Diese und andere ähnliche Arbeiten demonstrieren deutlich die toxische Belastung der Leber über die Überforderung des enterohepatischen Kreislaufs (Vergiftung der Leber durch Toxine aus dem Darm).

Die Bedeutung der Fettsäuren

Natürliche Fettsäuren sind Kohlen-Wasserstoffketten mit gerader Zahl an Kohlenstoffatomen und einem Carboxylende (HO-C=O). Mit 5 Kohlenstoffatomen ist die Buttersäure die kürzeste. Bei gesunder Darmflora, wird sie von den Bakterien aus Pflanzenfaserstoffen (Ballaststoffen) gebildet. Sie ist für die Ernährung der Darmschleimhautzellen ganz wichtig.

Aus Samenölen des Pflanzenreiches kennt man mehr als 400 Fettsäuren, aber nur 12 unter ihnen sind häufig. Diejenigen, die unser Körper nicht herstellen kann, nennt man essentielle Fettsäuren. Diesbezüglich gleichen sie Vitaminen, denn sie müssen unbedingt genügend über die Nahrung aufgenommen werden. Fette bestehen aus drei Fettsäuren, die an ein Glycerinmolekül gebunden sind. Lässt man Fettsäuren mit einer natrium- oder kaliumhaltigen Base reagieren, so erhält man Seife.

Im Stoffwechsel werden die Fettsäuren in den Mitochondrien, den Kraftwerken der Zellen, durch Coenzym-A oxidiert (β-Oxidation). Danach können sie auf gleichem Weg wie Traubenzucker (Glucose) abgebaut werden. Beim Abbau entsteht viel energiereiches Phosphat (ATP = Adenosin-Triphosphat), welches wie ein Zündstoff vielerorts im Stoffwechsel die nötige Energie liefert für den Ablauf der chemischen Reaktionsketten.

Gesättigte Fettsäuren

In gesättigten Fettsäuren gibt es in der Kohlenstoffkette keine Doppelbindungen. Sie sind in pflanzlichen und vor allem in tierischen Fetten vorhanden.

Ungesättigte Fettsäuren

Sie kommen vorwiegend in pflanzlicher Nahrung vor. Sie enthalten eine oder mehrere Doppelbindungen in ihrer Kohlenstoffkette, die räumlich gesehen in Cis- oder Transstellung (gleichseitig oder gegenseitig) stehen können. Natürliche Fettsäuren haben ihre Doppelbindung in der Cis-Stellung, wodurch räumlich gesehen in der Kohlenstoffkette ein Knick von etwa 30 % vorhanden ist. Die Doppelbindung essentieller Fettsäuren muss mindestens 9 Kohlenstoffatome vom Säureende entfernt sein, da sonst kein Enzym für ihre Verwertung vorhanden ist. Für den Menschen sind streng genommen nur zwei Fettsäuren essentiell, die Linolsäure und die α-Linolensäure.

Einfach ungesättigte Fettsäuren

Sie sind im Olivenöl reichlich vorhanden, enthalten nur eine einzige Doppelbindung in ihrer Kohlenstoffkette. Mehrfach ungesättigte Fettsäuren enthalten mehrere, meistens zwei Doppelbindungen.

Für die Bestimmung des Ortes der Doppelbindung in der Kohlenstoffkette werden die Kohlenstoffatome von demjenigen Ende der Kette aus abgezählt, das nicht das Säureende ist, das man, da es das letzte C-Atom der Kette ist, mit Ω (Omega) bezeichnet. Sind mehrere Doppelbindungen vorhanden, wie bei den mehrfach ungesättigten Fettsäuren, so bestimmt diejenige Doppelbindung, die dem Omegaende am nächsten ist, die Bezeichnung. So unterscheidet man Omega-3-Fettsäuren von Omega-6 Fettsäuren.

Sowohl gesättigte, als auch ungesättigte Fettsäuren liefern viel Energie, regulieren das Immunsystem, wirken aufhellend auf die Stimmung und Ängsten entgegen. Im Stoffwechsel wirken sie sich aber sehr unterschiedlich aus.

Einfach ungesättigte Fettsäuren (Olivenöl) haben eine positive Wirkung gegen kardiovaskuläre Risiken. Sie senken den systolischen und den diastolischen Blutdruck, vermindern bei Diabetes die Insulininresistenz (senken HbA1C und den Nüchternblutzuckerspiegel).[76, 77]

In einer Untersuchung mit 13600 Teilnehmern wurde gezeigt, dass ein Verhältnis von viel ungesättigten Fettsäuren zu wenig gesättigten Fettsäuren das Risiko für Herz-Kreislaufkrankheiten senkt.[78] Im mediterranen Raum beträgt der Anteil an einfach ungesättigten Ölen in der Energiezufuhr der Menschen 16–23 %. In diesem Sinne wirkt sich ein Austausch gesättigter Fettsäuren (tierischer Fette) durch einfach- und mehrfach ungesättigte Fettsäuren und Kohlenhydrate, wie dies im Mittelmeerraum üblich ist, in einer Reduktion der kardiovaskulären Risiken aus.[79]

Mehrfach ungesättigte Fettsäuren:

An Omega 3-Fettsäuren sind die Linolsäure und die α-Linolensäure essenziell. Das bedeutet, dass die Zufuhr in der Nahrung absolut lebensnotwendig ist. Pflanzen enthalten an Omega-3-Fettsäuren fast ausschließlich Linolsäure und α-Linolensäure: Leinöl gut 60 %, Walnussöl ca. 13 %, Rapsöl ca. 9 % und Sojabohnenöl ca. 8 %.

Fische enthalten vorwiegend Decosahexaensäure (DHA) und Eicosapentaensäure (EPA): Lachs 1,8 %, Sardellen: 1,7 %, Sardinen 1,4 %, atlantischer Hering in Essig 1,2 %, Makrele 1 % und weißer Thunfisch 0,7 %. Langlebige Raubfische enthalten Methylquecksilber, das für das Nervensystem hochtoxisch ist. Ab einem monatlichen Verzehr von 114 g Schwertfisch oder 454 g Thunfisch gilt dies als bedenklich. Sardine, Anchovis, Makrele und Lachs sind viel weniger toxisch. Hinzu kommt, dass Zuchtfischteiche oft mit Antibiotika und wachstumsfördernden Mitteln versetzt werden. Weiterhin muss man bedenken, dass heute alle Weltmeere mit radioaktiven Isotopen von Atomversuchen und Atomkraftwerkskatastrophen und -entsorgungen verseucht sind, die sich keineswegs auf Japan beschränken, sondern durch die Meeresströmungen alle Weltmeere radioaktiv verseucht haben. Auch in Schweizer Süßwasserseen fand man bedeutende Mengen radioaktiven Cäsiums. Durch die Nahrungskette verdichten sich die Toxine der Pflanzen zu den Tieren hin. Regelmäßige Kontrollen der Fischlieferungen betreffend Toxingehalt und Radioaktivität werden nicht durchgeführt. Die Omega-3-Öle der Fischölkapseln werden durch Veresterung und chemische Rückverwandlung chemisch denaturiert. Aus all diesen Gründen können wir weder den Verzehr von Fischen noch Fischölkapseln zur Deckung des Omega-3-Ölbedarfs empfehlen. Fische werden in aller Regel gebacken und dadurch weit über 100 °C erhitzt, meist zwischen 140 und 250 °C. Was dabei mit den mehrfach ungesättigten Fettsäuren (Decosahexaensäure DHA und Eicosapentaensäure (EPA) geschieht, wurde bisher kaum untersucht. Diese Fettsäuren sind offensichtlich sehr empfindlich gegen lange Lagerung und Erwärmung, so dass bei der Herstellung der Fischölkapseln viel Vitamin E als Antioxidans zugegeben werden muss.[80] In Analogie zur hohen Empfindlichkeit der pflanzlichen Omega-3-Öle auf Oxidation, ist zu erwarten, dass durch das Backen und Braten von Fischen ebenfalls krebserregende, oxidierte Ölsäuren entstehen: ein weiterer Grund, dass ein Verzehr von Fisch zur Versorgung mit Omega-3-Ölen nicht empfohlen werden kann.[81]

Die pharmakologische Wirkung der Omega-6- und Omega-3-Fettsäuren

Der menschliche Körper wandelt Omega-3-Fettsäuren zu 6 % in die biologisch wirksamen Fettsäuren Decosahexaensäure (DHA) und zu ca. 2 % in Eicosapentaensäure (EPA) um.[82, 83] Die Umwandlungsrate ist abhängig von der Menge an Triglyceriden und Omega-6-Fettsäuren, die gleichzeitig mit der Nahrung aufgenommen werden. Die Deutsche Gesellschaft für Ernährung (DGE) empfiehlt heute mindestens 250 mg an EPA und DHA-Fettsäuren. Dieser Bedarf ist durch täglich mindestens 5 g Linolensäure bzw. durch 9 g Leinöl gedeckt. Wegen der krebsschützenden und immunmodulierenden Wirkung empfehlen wir aber die Aufnahme von mindestens 30 g Leinöl pro Tag. Es kann gut dem Birchermüesli zugegeben werden oder den Salatsaucen oder auch direkt als 3 × 1 Esslöffel pro Tag eingenommen werden.

Omega-6-Fettsäuren können über mehrere Umwandlungsschritte die Bildung von Arachidonsäure fördern und dadurch die Synthese entzündungsfördernder Prostaglandine anregen. Omega-3-Fettsäuren dämpfen dagegen diese Wirkung und schwächen sie ab. Omega-3-Fettsäuren wirken dadurch immunmodulierend, dass sie ein überaktives Immunsystem beruhigen, so dass sich Entzündungen, Allergien oder Autoimmunkrankheiten abschwächen, während Omega-6-Fettsäuren Entzündungsvorgänge anfachen.

Ein überaktiviertes, erschöpftes Immunsystem gefährdet für Krebs. Omega-3-Fettsäuren wirken Krebs entgegen. Sie stimulieren die Th2-Schiene der Produktion der T4 Helferzellen, welche Entzündungen entgegenwirken. Omega-6-Fettsäuren stimulieren dagegen die Th-1-Schiene der T4 Helferzellen und fördern dadurch entzündliche Reaktionen. In Arterioskleroseherden fördert ein Übermaß an Omega-6-Fettsäuren die Entzündungsvorgänge und dadurch das Fortschreiten der Krankheit, während ein hohes Maß an Omega-3-Fettsäuren in der Ernährung der degenerativen Oxidation und Entzündung und damit der Arteriosklerose entgegenwirkt.

Beide Arten von hochungesättigten Fettsäuren sind essenziell, d.h. absolut lebensnotwendig. Beide sind sehr wertvolle Nahrungsmittel, die der Körper selbst nicht herstellen kann, doch müssen sie in geeignetem Verhältnis eingenommen werden. Ein zu hohes Verhältnis von Omega-6- zu Omega-3-Fettsäuren verdrängt die Omega-3-Fettsäuren von gemeinsamen Enzymen und hemmt dadurch deren Wirkung.

Das geeignete Verhältnis der mehrfach ungesättigten Fettsäuren zueinander

Viel wurde in letzter Zeit geforscht über ein ideales Verhältnis zwischen den Omega-6- und den Omega-3-Fettsäuren. Für die Gesundheit ideal sind Verhältnisse von 1:1 bis 1:4, das heißt einen viel höheren Anteil an Omega-3 als dies üblich ist.[84] Die allgemein übliche Fehlernährung entspricht aber einem Verhältnis von 1:8 bis 1:10. Bereits ein Verhältnis von 1:3 reduziert bei Rheumatoider Arthritis die Entzündungsprozesse.[85] Asthma bronchiale bessert sich schon bei einem Verhältnis von 5:1, verschlechterte sich dagegen bereits bei einem Verhältnis von 10:1 deutlich.[77] Ein Verhältnis von 2,5:1 hemmt das Wachstum von Darmkrebs signifikant, während ein Verhältnis der Omega-6- zu den Omega-3-Fettsäuren von 4:1 bereits keine krebshemmende Wirkung mehr zeigte.[77] Ein zu hohes Omega-6- zu Omega-3-Verhältnis in der Nahrung fördert auch die Bildung von Blutgerinnseln und Thrombose, wirkt allgemein krampffördernd und entzündungsfördernd und begünstigt Krebs.[86]

Aus einer Vielzahl von Daten wurde schließlich ein Verhältnis der Omega-6- zu den Omega-3-Fettsäuren von mindestens 1:5 errechnet und von den internationalen Ernährungsfachgesellschaften empfohlen. Wir empfehlen ein Verhältnis von mindestens 1:1. Dies kann gut erreicht werden mit der Zugabe von ⅓ Leinöl zu Olivenöl. Bei Bevorzugung von Sonnenblumenöl muss mehr Leinöl dazukommen, da dieses nur wenig Omega-3-Fettsäure enthält.

Das Risiko der Oxidation der hochungesättigten Öle

Ganz wichtig ist zu beachten, dass Öle mit mehrfach ungesättigten Fettsäuren durch Sauerstoffzufuhr, lange Lagerung, Erwärmung oder Lichteinwirkung oxidieren. Die oxidierten Fettsäuren stehen in starkem Verdacht, krebserregend zu sein. Besonders das kalt gepresste Leinöl muss immer ganz frisch sein und im Eisschrank gut verschlossen ins Dunkle gestellt werden.

Das Problem von Pflanzenmargarinen, Rahm und Butter

Bei der Härtung der Ölsäure für die Herstellung der Pflanzemargarine aus Öl, entsteht Eladinsäure. Die Doppelbindungen werden von der natürlichen Cis-Stellung in die Trans-Stellung gebracht. Die Trans-Fettsäuren sind krebserregend. Darum ist die Verwendung von Margarinen mit gehärteten Ölsäuren nicht zu empfehlen. Es besteht eine gesetzliche Pflicht, die Härtung auf der Packung anzugeben. Nussbutter ist ein gesundes, ungehärtetes Pflanzenfett.

In Kuhmilch, Rahm und Butter sind ebenfalls Trans-Fettsäuren enthalten, da deren Pansenorganismen hydrierende Enzyme enthalten. Wegen dem Gehalt an Trans-Fettsäuren und dem hohen Anteil an gesättigten Fettsäuren, empfehlen wir eine nur sparsame Verwendung von Rahm und Butter, die bei der Zubereitung warmer Speisen ohne Weiteres durch Olivenöl ersetzt werden können.

Die Bedeutung des Cholesterins

Cholesterin ist ein fester weißer Stoff, der bereits im 19. Jahrhundert in Gallensteinen gefunden wurde. Darum bedeutet der Name eigentlich „feste Galle". Cholesterin ist ein ganz wichtiger Stoff. Man findet es als Bestandteil in der Cytoplasmamembran aller Zellen. Es erhöht deren Stabilität. Gemeinsam mit gewissen Eiweißen trägt es zum Transport von Signalstoffen durch die Zytoplasmamembran (Zellmembran) hindurch bei. Im Körper befindet sich insgesamt etwa 140 g Cholesterin. Davon sind 95 % innerhalb der Zellen und in der Zytoplasmamembran.

Für den Transport im Blut und in der Zwischenzellsubstanz wird das Cholesterin an Fett-Eiweiß-Moleküle gebunden (Lipoproteine). Die Eiweißanteile bewirken, dass dieser Komplex in Wasser löslich ist. Es gibt verschiedene Lipoproteine unterschiedlicher physikalischer Dichte, die durch Zentrifugation oder Elektrophorese voneinander getrennt werden. Demnach lassen sich fünf Arten cholesterintransportierender Lipoproteine unterscheiden. Die wichtigsten sind das HDL (high density lipoprotein) und das LDL (low density lipoprotein).

Der Cholesterinstoffwechsel

90 % des Cholesterins werden durch die Darmschleimhaut und die Leber hergestellt: beim Erwachsenen 1–2 g/Tag. Nur 10 % werden durch tierische Nahrung zugeführt. Pflanzennahrung enthält kein Cholesterin. Der Darm nimmt jeden Tag lediglich 100 bis 200 Milligramm Cholesterin auf. In den cholesterinproduzierenden Zellen der Leber wird der Cholesterinspiegel laufend gemessen und die Produktion dem Bedarf angepasst.

Cholesterin, eine lebenswichtige Substanz
Aus Cholesterin erzeugt der Körper die sogenannten Steroidhormone der Nebennierenrinde: Cortisol und Aldosteron, die für die Regulation des Immunsystems, die Kontrolle von Entzündungsphänomenen, die Regulation des Blutzuckerspiegels und für die Kontrolle des Salzhaushaltes durch die Nieren lebenswichtig sind. Durch eine Seitenkettentrennung bildet der Körper zudem aus Cholesterin die Substanz Pregnenolon, aus welcher die verschiedenen weiblichen und männlichen Geschlechtshormone (Testosteron, Östradiol und Progesteron) erzeugt werden. Auch wurden neue Herzglykoside entdeckt, welche der Körper aus Cholesterin herstellt. Deren Wirkung wird derzeit erforscht.
7- Dehydrocholesterin, ein Zwischenprodukt der Cholesterinsynthese, dient als Provitamin zur Bildung von Vitamin D unter der Wirkung der UV-B-Strahlung des Sonnenlichtes.

Lebensnotwendig ist das Cholesterin auch als Ausgangsstoff für die laufende Synthese der Gallensäuren, so der Cholsäure und Glykocholsäure. Über die Gallensäuren wird jeden Tag etwa ein halbes Kilogramm Cholesterin in den Darm ausgeschieden.

Gallensäuren sind für die Resorption aller Substanzen aus dem Darm notwendig, die nicht wasserlöslich sind. Auch das

Cholesterin wird durch die Gallensäuren resorbiert. Über die Gallenwege in den Darm gelangt, werden 90 % der Gallensäuren, nach ihrer Arbeit der Resorption der Fettstoffe aus den unteren Abschnitten des Darmes wieder rückresorbiert. Das bedeutet, dass von den 500 g Cholesterin der Gallensäuren nur 10 % (etwa 50 g/Tag) tatsächlich über den Darm ausgeschieden werden.

Die Regulation der Cholesterinsynthese
Die Cholesterinsynthese wird über verschiedene hemmende Systeme reguliert. Die HMG-CoA-Reductase, ein ganz wichtiges Enzym der Cholesterinsynthese, wird bei genügendem Cholesterinspiegel in der Leber gehemmt. Verschiedene Proteine haben Bindungsstellen, welche, wenn sie besetzt werden, die Reduktion des cholesterinbildenden Enzyms HMG-CoA-Reduktase bewirken, so dass die Produktion des Cholesterins reduziert wird.

Der Transport des Cholesterins im Blut und in den Geweben
Wenn die Darmschleimhaut das Cholesterin aufnimmt, verpackt sie es sogleich in winzige Tröpfchen, so genannte Chylomikronen. In dieser Verpackung transportiert das Pfortadersystem das Cholesterin in die Leber. Die Leberzellen binden das Cholesterin nach dessen Synthese bzw. Wiederaufnahme aus dem Pfortaderblut an LDL-,VLDL- und IDL-Lipoptrotein (LDL-Cholesterin). An diese Lipoproteine gebunden gelangt das Cholesterin von der Leber in alle Gewebe des Körpers. In den Kapillarnetzwerken der Gewebe angelangt, diffundiert das Cholesterin mit allen anderen Nährsubstanzen durch die Kapillarwände hindurch ins zarte Bindegewebe und durch das molekulare Netzwerk der Grundsubstanz hindurch bis in die Zellmembranen und ins Innere der Zellen.

High-density Lipoproteine (HDL) und Low-density Lipoptroteine (LDL)
HDL-Lipoproteine nehmen aus den Zellen ausgeschiedenes Cholesterin auf und bringen es zur Leber zurück. LDL-Lipoproteine nehmen das von den Leberzellen produzierte Cholesterin auf und bringen es in alle Gewebe des Körpers.

Fälschlicherweise wird das LDL-Cholesterin oft als „schlechtes Cholesterin“ betrachtet, da ein erhöhter LDL-Cholesterinspiegel bei niedrigem HDL-Cholesterinspiegel statistisch gesehen mit einem höheren Risiko für kardiovaskuläre Krankheiten assoziiert ist.

In der Tat ist ein genügender LDL-Cholesterinspiegel aber äußerst wichtig für die Versorgung aller Körperzellen mit Cholesterin für die Membranen und den Stoffwechsel. Das Cholesterin ist für die Differenzierung der Hirnrzellen äußerst wichtig. Künstlich, durch Statine medikamentös zu tief abgesenkte LDL-Cholestinwerte können Gedächtnisschwäche bis zum Gedächtnisverlust bewirken.

Die Wirkung der Ernährung auf die Cholesterinspiegel im Blut

In den Lipoproteinen chemisch gebunden, um für den Transport im Blut wasserlöslich zu sein, ist das Cholesterin auch an Fettsäuren gebunden, die aus der Nahrung aufgenommen werden. Je nach Nahrungsangebot handelt es sich dabei um gesättigte, einfach ungesättigte, bzw. mehrfach ungesättigte Fettsäuren. Ernähren wir uns mit einem großen Anteil an mehrfach ungesättigten Fettsäuren, so hat es sich gezeigt, dass der LDL-Cholesterin-Spiegel im Blut niedriger wird. Ernähren wir uns mit vielen gesättigten Fettsäuren aus tierischen Fetten, so erhöht sich der LDL-Cholesterinspiegel beträchtlich.

Der Gehalt des Blutes an HDL- bzw. LDL- Cholesterin ist also von der Ernährung stark abhängig. Vegetarier und besonders Veganer haben einen tieferen Gesamtcholesterinspiegel, einen höheren HDL- und einen tieferen LDL-Cholesterinspiegel[62].

Die Wirkung der Fehlernährung und des oxydativen Stresses auf die Cholesterine

Der Abbau des LDL-Cholesterins kennt zwei voneinander unabhängige Wege. Alle Zelltypen der Arterien haben LDL-Rezeptoren, so auch die Leberzellen. 65 % des LDL-Cholesterins werden direkt in den Arterienwänden und in den Leberzellen abgebaut (LDL-Rezeptor-Weg). Bei der allgemein üblichen Ernährungsweise und oxydativem Stress werden ca. 15 % des LDL-Cholesterins oxidiert. Dieses oxidierte und damit ranzig gewordene Cholesterin gelangt in die Innenschicht (Intima) der Arterienwände und muss dort durch Fresszellen (Makrophagen) abgebaut werden. Man nennt diese auch Scavenger-Zellen. Sie besitzen spezielle Rezeptoren für ranzig gewordenes Cholesterin, damit sie es erkennen und in sich aufnehmen können (Phagozytose). Wird dieser Abbauweg (Scavenger pathway) überfordert, so bleiben besonders an strömungsbelasteten Stellen der Arterien mehr und mehr mit ranzigem LDL-Cholesterin angefüllte Makrophagen (Schaumzellen) in der innersten Schicht der Arterienwand (Intima) liegen. Der Pathologe nennt diese gelblichen Einlagerungen „Fatty streaks". Dauert die Fehlernährung länger an, so dringt diese Verfettung in die tiefen Schichten der Arterienwände ein. Dann reagiert das Immunsystem mit Entzündung. Jetzt lagern sich auch andere degenerative Lipide und Eiweißstoffe (Amyloide) in die Arterienwände ein und schlussendlich verkalken diese Arterioskleroseherde oder brechen auf. Mit oxidiertem LDL-Cholesterin beginnend, endet die Arteriosklerose in dieser Weise in der Katastrophe der gänzlichen Zerstörung der Arterienwände, im Verschluss der Beinarterien, im Herzinfarkt, im Hirnschlag, im dissoziierenden Aortenaneurysma oder in der Subarachnoidalblutung.

Die Cholesterinspiegel

Im mittleren Alter (35–65 Jahre) liegt der mittlere Cholesterinspiegel deutscher Patienten bei 6,1 mmol/Liter (236 mg/ 100 ml). In manchen Teilen Chinas, wo sich die Bevölkerung weitgehend vegan ernährt, liegt er bei 2,3 mmol/l (94 mg/ 100 ml). Der Normalwert wurde zwischen 1,8 und 4,4 mmol/l (70–170 mg/100 ml) festgelegt. Unter 45 Jahren haben die Männer, über diesem Alter die Frauen höhere Gesamtcholesterinspiegel.

Das Verhältnis HDL/LDL-Spiegel wird oft berechnet, da es noch stärker als der Gesamtcholesterinspiegel mit dem kardiovaskulären Risiko korreliert. Für Frauen liegt es in Deutschland im Mittel bei 3,9 für Männer bei 4,9. Das Verhältnis Gesamtcholesterin/HDL liegt für Frauen bei 5,7 und für Männer bei 7,0.

Die Hypercholesterinämie

Bei tiefem Gesamtcholesterinspiegel ist das Risiko der Herz-Kreislaufkrankheiten wesentlich reduziert.[87, 88]

Es gibt vier Typen angeborener, vererbter Hypercholesterinämien mit erhöhtem Risiko für Herz-Kreislaufkrankheiten. Teils sind die LDL-Rezeptoren unvollständig ausgebildet. Von der autosomal dominant vererbten Hypercholesterinämie ist etwa einer unter 500 Menschen betroffen. Dabei ist man in jüngeren Jahren in Gefahr, einen Herzinfarkt zu erleiden.[89]

Untersuchungen in betroffenen Familien über die letzten 200 Jahre zeigen, dass auch hier die Ernährung und der Lebensstil einen sehr großen Einfluss auf die Krankheitshäufigkeit hatte.[90]

Cholesterinstoffwechselstörung und Gallensteine

Die Hälfte der Gallensteine bestehen aus reinem Cholesterin und 80 % sind cholesterinreich. Sie sind die Folge falscher Ernährung. Das Risiko, an Gallensteinen zu erkranken, erhöht sich mit dem Körpergewicht.[91] Eine groß angelegte Untersuchung in New Delhi hat ergeben, dass eine Ernährung mit einem hohen Anteil an Kohlenhydraten und an gesättigten (tierischen) Fetten zu Gallensteinen führt[92]. In der Galle adipöser Menschen finden sich Cholesterinkristalle. Je langsamer die Passage im Dickdarm ist, desto eher gibt es Gallensteine, was auf die veränderte Rückresorption der Gallensäuren bei Obstipation zurückgeführt wird.[93] Für weitere Information verweisen wir auf unser Bircher-Benner Handbuch Nr. 2 für Leber und Gallenkranke.

Cholesterin und die koronare Herzkrankheit

Früher waren die Infektionskrankheiten die häufigste Todesursache. Mit steigendem Lebensstandard und der damit verbundenen Änderung der Ernährungs- und Lebensweise, sowie durch die Einführung der Antibiotika sind heute die Herz-Kreislaufkrankheiten zur häufigsten Todesursache geworden. Schon anfangs des 20. Jahrhunderts postulierte Dr. med. Maximilian Bircher-Benner, dass die allgemeine und zunehmende Fehlernährung und falsche Lebensweise zu einer Zunahme aller Zivilisationskrankheiten führt.[94] 1910 wies der spätere Nobelpreisträger Adolf Windaus nach, dass die arteriosklerotischen Plaques vor allem aus Cholesterin bestehen. In der Mitte des 20. Jahrhunderts beachtete man die Hypothese des bekannten Ernährungsforschers Ancel Keys sehr, dass die enorme Zunahme der Herz-Kreislaufkrankheiten durch die zu fetthaltige Ernährung mit viel Fleisch, Milchprodukten, Eiern und Butter zustande gekommen sei. Er postulierte, dass der hohe Cholesteringehalt in der Ernährung die Ursache der Arteriosklerose sei, was heute allerdings umstritten ist. Sein Postulat bewirkte die Verschreibung cholesterinarmer Diäten und die Erzeugung einer großen Palette cholesterinreduzierter Industrieprodukte und Margarinen, bis hin zur enorm häufigen Verschreibung cholesterinsenkender Medikamente (Statine).

Weltweit nehmen heute etwa 25 Millionen Menschen regelmäßig cholesterinsenkende Präparate ein. Dadurch sind diese Medikamente mit einem Umsatz von 27 Milliarden US-Dollar/Jahr zur umsatzstärksten Branche der pharmazeutischen Industrie geworden.[95] Allerdings sind seither die Herz-Kreislaufkrankheiten nur minimal zurückgegangen. Später wurde gezeigt, dass sich das tiefe Risiko für Herz-Kreislaufkrankheiten bei Japanern dem hohen amerikanischen Risiko anpasste, nach dem sie dorthin eingewandert waren und deren Lebens- und Ernährungsstil übernommen hatten.

In der Folge wurde der ganze Komplex der Risikofaktoren zusammengestellt: das Lebensalter, das männliche Geschlecht, Rauchen, Diabetes mellitus, Bluthochdruck, Übergewicht und Bewegungsmangel. Studien der Statinhersteller wiesen nach, dass bei Hochrisikopatienen für einen Herzinfarkt, die regelmäßige Einnahme eines Statins das Herzinfarktrisiko etwas senkte. Erst in den letzten Jahren wurde auch ein gewisser lebensverlängernder Effekt der Statineinnahme demonstriert. Dies war allerdings nur bei einem Teil der durchgeführten Studien der Fall und nur bei männlichen Hochrisikopatienten mittleren Alters. Es gibt Menschen mit einer Variante des LDL-Cholesterinrezeptor-Gens, die von sich aus tiefere LDL-Cholesterinwerte haben. Deren Herzinfarktrisiko ist um 23 % tiefer.[96]

Zu Ende des 20. Jahrhunderts begann man mehr Wert auf das Verhältnis des High-Density Lipoproteins HDL zum Low-Density Lipoprotein zu legen, da bewiesen wurde, dass bei hohem LDL und tiefem HDL das Herzinfarktrisiko wesentlich höher ist, als bei bloßer Beachtung des gesamten Cholesterinspiegels.

Erst am Anfang des 21. Jahrhunderts wurde erkannt, dass das LDL-Cholesterin nicht die Ursache der Arteriosklerose ist, sondern dass die Ursache darin liegt, dass das LDL-Cholesterin durch Fehlernährung und oxydativen Stress auf dem Weg zu den Geweben oxidiert wird. Denn man hat erkannt, dass in den Schaumzellen der Arterioskleroseherde ausschließlich oxidiertes LDL-Cholesterin vorhanden ist.

Ungesättigte Omega-3- und Omega-6-Fettsäuren sind starke Antioxidantien. Sie schützen das LDL-Cholesterin auf seinem Weg in die Gewebe wirksam vor Oxidation, wozu gesättigte Fettsäuren nicht in der Lage sind.

In den USA gibt das „National Cholesterol Education Program NECP regelmäßig Empfehlungen für die Behandlung von Patienten mit hohem Cholesterinspiegel ab, an welchen sich auch die Deutsche Gesellschaft für Kardiologie DGK orientiert.
Die NECP III unterscheidet drei Risikogruppen:
1) Patienten die bereits an Arteriosklerose in ihren Herzkranzgefäßen oder an Diabetes leiden. Ihr Herzinfarktrisiko für die nächsten 10 Jahre wird auf mindestens 20 % geschätzt.
2) Patienten mit mindestens zwei Risikofaktoren (zum Beispiel Bluthochdruck und hohes LDL Cholesterin.
3) Patienten mit weniger als zwei Risikofaktoren.[97]

Als Risikofaktoren gelten derzeit:
- Rauchen
- Bluthochdruck über 140/90 mmHg,
- HDL-Cholesterin unter 1,03 mmol/ml (40 mg/100 ml),
- Koronare Herzkrankheit in der Familie, direkte Vorfahren: männlich unter 55 J., weiblich unter 65 J.
- Lebensalter: Männer über 45 Jahren. Frauen über 55 Jahre.

Folgende Empfehlungen gelten derzeit allgemein:
Risikogruppe 1:
Bei LDL-Cholesterin über 2,58 mmol/l (100 mg/dl): Lebensstiländerung
Bei LDL-Cholesterin über 3,36 mmol/l (130 mg/dl): Statinmedikation

Risikogruppe 2:
Bei LDL-Cholesterin über 3,36 mmol/l (130 mg/dl): Lebensstiländerung
Bei LDL-Cholesterin über 4,12 mmol/l (160 mg/dl): Statinmedikation

Risikogruppe 3:
Bei LDL-Cholesterin über 4,12 mmol/l (160 mg/dl): Lebensstiländerung und Statinmedikation
Bei LDL-Cholesterin über 4,91 mmol/l (190 mg/dl): Statinmedikation

Als Lebensstiländerung wird folgendes empfohlen:
- Nikotinabstinenz
- Reduktion tierischer Fette (gesättigte Fettsäuren unter 7 % der Gesamtenergie) und des Cholesterins in der Nahrung
- Gewichtsreduktion
- Öle mit mehrfach ungesättigten Fettsäuren verwenden
- Mehr Körperbewegung.

Dieses Vorgehen ist mit Sicherheit ungenügend, denn es hat eine nur minimale Reduktion der Herz-Kreislaufkrankheiten gebracht.

Das Problem der Statinmedikation

Kritiker führen an, dass diese auf der Cholesterinhypothese beruhenden Empfehlungen häufig dazu führen, dass sich gesunde Menschen prophylaktisch einer risikobehafteten medikamentösen Therapie unterziehen. Der Zusammenhang zwischen dem Cholesterinspiegel und dem Risiko der koronaren Herzkrankheit ist beim Menschen nur schwach ausgeprägt.

Cholesterin ist ein ganz wichtiger Bestandteil der Zellmembran und eine der häufigsten im Körper vorkommenden und benötigten Substanzen. Cholesterin ist ganz wichtig für den Hirnstoffechsel. Darum reguliert der Körper diese Substanz, indem er sie selbst herstellt und nicht durch die Nahrungsaufnahme. Zwingt man ihn künstlich zur verminderten Cholesterinsynthese (Statine) oder vermehrten Ausscheidung (Cholestyramin), sind die Folgen kaum absehbar. Nur bei Männern bis 45 Jahren korreliert der LDL-Cholesterinspiegel mit der Anzahl koronarer Herzerkrankungen und zwar sogar bei der familiären Hypercholesterinämie, wo auch nach diesem Alter noch sehr hohe LDL-Cholesterinwerte vorliegen. Dass ein erhöhter LDL-Spiegel eine Ursache für Herzinfarkte ist, konnte bis heute keineswegs bewiesen werden. Ein hoher LDL-Cholesterinwert ist zumindest bei älteren Menschen nicht mit einer Verkürzung der Lebenserwartung verknüpft.[98, 99] Eine 1998 veröffentlichte Metaanalyse zu allen vorhandenen Autopsiestudien (Untersuchung an verstorbenen Menschen) hat gezeigt, dass Menschen, die in ihrer Krankengeschichte hohe LDL-Cholesterinspiegel gehabt hatten nicht mehr arteriosklerotische Veränderungen hatten als jene mit normalen LDL-Cholesterinspiegeln.[100]

Die Medikamentengruppe der Statine senken den Cholesterinspiegel im Blut, indem sie im Körper die Synthese des Enzyms HMG-Co-Reduktase hemmt. Dieses Enzym benötigt der Körper für die Herstellung von Cholesterin, dessen Synthese er in der Leber und in der Darmschleimhaut laufend dem Bedarf anpasst. Durch Statine wird er an dieser Anpassungsleistung gehindert. Da die Zellen aber für die Zytoplasmamembranen und ihren Stoffwechsel genug Cholesterin benötigen, produzieren die Membranen bei Statinmedikation zusätzliche Rezeptoren für das LDL-Cholesterin, um zu versuchen, auf diese Weise doch noch genug LDL-Cholesterin zu erhalten. Wegen diesen vielen Rezeptoren wird nun vermehrt LDL-Cholesterin aus dem Blut aufgenommen, so dass der LDL-Spiegel sinkt. Die Arteriosklerose entsteht aber nicht durch LDL-Cholesterin, sondern durch die Oxidation desselben. Oxidiertes Cholesterin kann weder zur Stabilisierung der Zytoplasmamembranen, noch für die Hormonbildung, noch für die Synthese der Gallensäuren verwertet werden. Es lagert sich als Schlackenstoff in die Arterienwände ein, wo es als Fremdkörper erkannt wird, so dass das Immunsystem vergeblich versucht, durch Fresszellen (Makrophagen) es abzubauen. Die künstliche Senkung des Gesamtcholesterin- und LDL-Cholesterinspiegels durch Statine beseitigt nicht das oxidierte LDL-Cholesterin, sondern es erzeugt einen empfindlichen Mangel an dringend notwendigem Cholesterin für alle Gewebe des Körpers. Davon zeugt die keineswegs überzeugende Wirkung dieser Medikamente zur Verhütung der Herz-Kreislaufkrankheiten und ihrer Folgen und das große Potential an zum Teil lebensgefährlichen Nebenwirkungen. Statine haben, wenn auch relativ selten, so doch schwerste Nebenwirkungen, teilweise mit tödlichen Folgen.

Statine, Schwangerschaft und Stillzeit

Nimmt eine Frau Statine ein und weiß noch nicht sofort, dass sie schwanger ist, erzeugt das Medikament bei ihrem Kinde mit hoher Wahrscheinlichkeit schwerste

Missbildungen in der Entwicklung des Gehirns und der Ausbildung der Gliedmaßen, die jenen des Thalidomids ähnlich sind.[101] Bei niedrigen Cholesterinspiegeln unter 4,1 mmol/l (160 mg/dl) sind Mangel- und Frühgeburten häufiger als bei höheren Werten.[102] Muttermilch enthält 25 mg Cholesterin/100 ml, Kuhmilch nur 12 mg/100 ml. Man vermutet, dass dies der Grund sei, dass gestillte Kinder im späteren Leben einen höheren Intelligenzquotienten haben, da das Cholesterin für die Hirnentwicklung sehr wichtig ist.

Statine und Gedächtnis
Mehrere Studien haben denn auch nachgewiesen, dass der LDL-Cholesterinspiegel mit der Gedächtnisleistung und mit anderen kognitiven Leistungen des Menschen korreliert. Ein künstliches, medikamentöses Absenken des LDL-Cholesterinspiegels, welches diese Substanz von der Leber ins Gehirn bringen muss, führt zu einem signifikanten Rückgang der Gedächtnisleistung und der Aufmerksamkeit. Die Verbindungen (Synapsen) zwischen den Nervenzellen des Gehirns (Neuronen) werden ständig umgebaut und der geistigen Anforderung angepasst. Es ist nachgewiesen, dass das Cholesterin im Gehirn bei der Ausbildung dieser Synapsen eine wesentliche Rolle spielt. Die Bildung von Synapsen ist für das Gedächtnis und die Fähigkeit zum Lernen entscheidend. Die Statine senken den Cholesterinspiegel nicht nur im Blut, sondern auch im Gehirn. In der medizinischen Fachliteratur befinden sich zahlreiche Fälle von totalem Gedächtnisverlust im direkten Zusammenhang mit der Einnahme von cholesterinsenkenden Medikamenten.[103, 104]

Statine und das Hirnschlagsrisiko
In der Framingham-Studie, der größten Kohortstudie, sowie in einer Metaanalyse von 45 vorliegenden Kohortstudien mit insgesamt 450 000 beobachteten Patienten und über 13 000 beobachteten Hirnschlaganfällen, ergab sich bei über 45-Jährigen keinerlei Zusammenhang zwischen dem Cholesterinspiegel und dem Schlaganfallrisiko. Bei unter 45-Jährigen Patienten waren die Cholesterinwerte bei denjenigen, die einen Schlaganfall erlitten nur wenig höher als bei den anderen Patienten.[105] In anderen Studien hatten Frauen mit höheren Cholesterinspiegeln im Alter unter 45 Jahren etwas häufiger einen Schlaganfall erlitten, über 45 Jahren dafür signifikant weniger häufig als Frauen mit niedrigerem Cholesterinspiegel.[106]

Bluthochdruck ist ein wichtiger Risikofaktor für einen Hirnschlag. Man vermutet, dass die nachgewiesene Reduktion des Hirnschlagrisikos um 17 % durch eine Statinmedikation nicht durch die Cholesterinsenkung, sondern durch die blutdrucksenkende Wirkung dieser Medikamente zustande kam[107].

Cholesterinsenkung durch Statine und Krebsrisiko
In einer großen Anzahl Studien wurde nach einem Einfluss der Cholesterinsenkung durch Statine auf das Krebsrisiko gesucht. Studien, die ein wesentlich höheres Risiko nachwiesen stehen Studien gegenüber die keinen Einfluss zeigten oder auf eine Senkung des Krebsrisikos hinweisen. Die Ergebnisse sind also äußerst widersprüchlich ausgefallen.

Cholesterinsenkung und Depression
Bei jungen Frauen waren Depressionen bei Gesamtcholesterinspiegeln unter 4,14 mmol/l (160 mg/dl) doppelt so häufig wie bei Frauen mit höheren Spiegeln.[108] Bei 236 älteren Patienten mit Depression, hatten diejenigen, welche Statine einnahmen ein um 80 % höheres Risiko für Rückfälle.[109] In einer placebokontrollierten Studie an 70-Jährigen Patienten war die Stimmungslage derjenigen, die mit cholesterinsenkenden Statinen behandelt wurden, signifikant negativ beeinträchtigt

gegenüber denjenigen ohne Statintherapie.[110] Bei Cholesterinsenkung durch Statine leiden die Patienten häufiger an Albträumen.[111, 112]

Statinmedikation und körperliche Leistungsfähigkeit

Es hat sich gezeigt, dass bei Patienten, welche Statine einnehmen, die körperliche Leistungsfähigkeit des Herzens und der Muskulatur sich wesentlich schlechter trainieren ließ als ohne diese Medikation. Als Ursache werden nicht nur die Statinverursachten Muskelschmerzen, sondern auch eine Hemmung der Bildung des Enzyms Citrat-Synthetase in den Mitochondrien (den Kraftwerken der Zellen) durch das Statin angegeben, so dass der aerobe Glucoseabbau zur Energiegewinnung der Zellen gehemmt wird.[113]

Cholesterinsenkung durch Statine und lebensgefährliche Nebenwirkungen

Zu den schwerwiegendsten Nebenwirkungen der Statine gehören sogenannte toxische Myopathien. Dabei handelt es sich um Veränderungen in der Struktur und Funktionsfähigkeit der Skelettmuskulatur. Die schwerste Form der toxischen Myopathie ist die Rhabdomyolyse, die zur tödlichen Zerstörung der quergestreiften Muskulatur des Herzens und aller Bewegungsmuskeln führt. Bis im Jahr 2003 wurde bereits über 3350 solche Todesfälle durch Statinmedikation berichtet. Erst im Jahr 2012 wurden die Hersteller von Statinen dazu verpflichtet, in den Beipackzetteln auf die Gefahr der Rhabdomyolyse (IMNM: immune-mediated necrotizing myopathy) hinzuweisen.[114]

Die Kritiker der breit angelegten Kampagnen und der teils wenig bedachten Behandlung vieler Millionen gesunder Menschen mit Statinen führen an, dass das Verhältnis mangelhafter prophylaktischer und therapeutischer Wirkung zum Potential teils lebensgefährlicher Nebenwirkungen und Risiken und milliardenschwerer Kosten das Maß und die Logik sinnvollen ärztlichen Handelns verloren haben. In der Tat sind die Todesfälle an Herz-Kreislaufkrankheiten in Deutschland nur minimal zurückgegangen.

Die Bedeutung der Eiweißstoffe und die Amyloidose

Im Übermaß zugeführtes tierisches Eiweiß, besonders durch Fleisch und Käse, ist eine bedeutende weitere Teilursache der Arteriosklerose. Die Amyloidose ist die Einlagerung (Verschlackung) von abnormen (degenerativen) Eiweißen in der Zwischenzellsubstanz, in der Grundsubstanz des zarten Bindegewebes. Grundsätzlich kann sie in jeder Art von Körpergewebe vorkommen. Generalisierte Formen der Amyloidose sind seltene angeborene oder durch chronische Krankheiten erzeugte, sehr gefährliche Einlagerungen im ganzen Körper. Sie kommen jährlich bei etwa 1 auf 100000 Menschen vor.

Die degenerativen Eiweiße sind als Moleküle abnorm gefaltet und bilden feine Fibrillen, welche die Gewebe zerstören, so zum Beispiel im Gehirn bei der Alzheimerkrankheit.
Amyloid enthält gewisse Aminosäuen, die in pflanzilchen Eiweißen weniger, in Fleisch, Käse und Eiern jedoch besonders reichlich vorkommen.

Die Amyloidose kann aber im späteren Lebensalter in den großen Schlagadern bei jedem Menschen entstehen. In einer Autopsiestudie der Aorta von 84 Personen, fand man bei allen über 50-Jährigen, mit einer Ausnahme, Amyloidablagerungen in der Aorta.[115] Dies wurde in einer Reihe weiterer Untersuchungen bestätigt.[116, 117, 118] Dies zeigt, dass nicht nur ein hoher Konsum an tierischen Fetten, sondern auch an tierischen Eiweißen die Arteriosklerose mitverursacht.

Ein 70 kg wiegender Mensch benötigt nicht mehr als 50 bis 60 g Eiweiß/Tag mit ausgewogenem Aminosäurengehalt. Diese Versorgung ist ganz wichtig für den Zellersatz im Körper. Überschüssiges, zusätzliches Eiweiß kann nicht mehr für den Zellersatz verwertet werden. Der Körper muss die Eiweißmoleküle in ihre Bausteine, die Aminosäuren, aufspalten. Dann muss er die Amingruppe chemisch entfernen, so dass sie zu kurzkettigen Kohlenhydraten werden und er sie zu Traubenzuckermolekülen aufbauen kann, um sie in den Mitochondrien als Energiesubstrat verwerten zu können.

Da dieser ganze Umbauprozess im Stoffwechsel äußerst unökonomisch ist, entsteht zu ⅓ aus der kalorischen Energie der Eiweißnahrung reine Verschleißwärme, die der Körper nicht anders nutzen kann. Zu Unrecht wurde diese Verschleißwärme, die man nach einer eiweißreichen Mahlzeit deutlich als Wärme spüren kann, im Jahr 1900 vom Berliner Physiologen Max Rubner „spezifisch dynamische Wirkung" genannt. Leicht geschieht es, dass man diese sinnlose Wärmeentwicklung mit verwertbarer Energie verwechselt. Beim Abbau überschüssiger Eiweiße entstehen im Stoffwechsel teilweise toxische Abbauprodukte, die nicht rasch genug ausgeschieden werden können und die Nieren belasten. Diese lagern sich in die Grundsubstanz des zarten Bindegewebes ein und werden teils zu Amyloiden. Aus diesem Grund ist die Eiweißökonomie in der Nahrung zur Verhütung der Arteriosklerose und degenerativer Leiden von sehr großer Bedeutung.

Die Bedeutung der Kohlenhydrate und des Zuckers für die Arteriosklerose

Kohlenhydrate sind Nahrungsstoffe, die vorwiegend aus Molekülen bestehen, die lediglich aus Kohlen-Wasserstoffketten aufgebaut sind.

Eine Reihe von Forschern tritt dafür ein, dass auch den Kohlenhydraten eine Hauptrolle in der Entstehung der Arteriosklerose zuzuschreiben ist, und viele Versuchsergebnisse sprechen dafür, dass sie Recht haben, insofern als es sich um Fabrikzucker, Weißmehlprodukte und andere raffinierte Kohlenhydrate im heute üblichen Übermaß handelt.

Die Stärke des weißen Auszugsmehls wird innert Kürze zu Zuckermolekülen aufgespalten. Die Saccharose des Kochzuckers, die Fruktose und die Laktose werden ebenfalls augenblicklich zu einfachen Zuckermolekülen aufgespalten, und sofort in Glucose umgewandelt, die dann zur Bildung der Zellenergie in einer Reihe von Abbauschritten, der so genannten chemische „Atmungskette“ in den Mitochondrien, vollständig zu Kohlendioxyd und Wasser abgebaut wird. Dabei entstehen energiereiche Phosphate, welche in unzähligen chemischen Umwandlungsschritten als Energiesubstrat dienen. Überschüssige Kohlenhydrate, die zur Energiedeckung unnötig sind, werden zu Fett umgebaut und ins Fettgewebe eingelagert.

Man unterscheidet einfache Kohlenhydrate wie die verschiedenen Zuckerarten und komplexe Kohlenhydrate, deren Zuckergehalt polymerisiert und an viele andere Moleküle gebunden ist, so dass die Zucker erst nach viel Arbeit durch die Verdauungsenzyme allmählich herausgelöst werden können.

Fabrikzucker, Weißmehlprodukte und andere raffinierte Kohlenhydrate können entscheidend zur Stoffwechselentgleisung beitragen, die zum Einlagern entarteter Fett und Eiweiße und des LDL-Cholesterins in die Grundsubstanz der Gewebe führen. Zucker in raffinierter und konzentrierter Form greift störend in die Aufgabe des Organismus ein, Fett und Eiweiß richtig zu verwerten und raubt Vitamine. Ganz anders wird Zucker verwertet, wenn er in natürlichem Verband in Früchten, Vollgetreide und Gemüsen eingebunden ist.
Der Verzicht auf den gewohnheitsmäßigen Genuss von raffiniertem Zucker und Weißmehlspeisen und die Rückkehr auf vollwertige Getreide und natürliche Süßungsquellen (Früchte, Honig) kann nicht umgangen werden.

Der Verzehr von Nahrung lässt den Glucosespiegel im Blut ansteigen, bis er durch die Ausscheidung von Insulin und die Verwertung der Glucose in den Zellen wieder abfällt.
Die Geschwindigkeit, Stärke und Dauer, mit welcher ein Nahrungsmittel die Erhöhung des Blutzuckerspiegels bewirkt, bezeichnet man als glykämischen Index (GI). Bildhaft entspricht er der Fläche unter der Anstiegskurve der Blutglucose. Zu seiner Bestimmung wird der Glucosegehalt im zu testenden Nahrungsmittel errechnet. Dann wird die Anstiegskurve einer bestimmten Menge dieses Nahrungsmittels gemessen und mit derjenigen einer gleichen Testmenge mit reiner Glu-

cose verglichen. Ein hoher glykämischer Index bedeutet, dass das Nahrungsmittel bei seinem Verzehr einen raschen, hohen Blutzuckeranstieg erzeugen wird, der die Ausschüttung einer großen Menge Insulin bewirkt, um eine rasche Rückkehr des Blutzuckerspiegels zurück zur Norm zu bewirken. Nach einem Nahrungsmittel mit tiefem glykämischem Index steigt der Blutzucker später, langsamer und länger an, was eine viel geringere Ausschüttung von Insulin benötigt. Nahrungsmittel mit hohem glykämischem Index wie Speisen aus weißem Auszugsmehl und raffiniertem Zucker, enthalten Glucose in schnell verfügbarer Form und gefährden uns für Diabetes mellitus.

Die glykämische Ladung (glycemic load, GL) eines Nahrungsmittels berechnet man, indem man seinen glykämischen Index (GI) mit seinem Gehalt an reinen Kohlenhydraten multipliziert. Nahrungsmittel mit hohem glykämischem Index und hoher glykämischer Ladung stören den Fettstoffwechsel empfindlich. Sie erzeugen einen erhöhten Triglyceridspiegel und einen tieferen HDL-Cholesterinspiegel.[119, 120, 121] In einer Studie, die 75 521 Frauen während 10 Jahren betreute, entwickelten diejenigen, die sich mit Nahrungsmittel von hoher glykämischer Ladung (GL) ernährten viel häufiger einen Herzinfarkt.[122] Noch mehr Herzinfarkte erlitten diejenigen Frauen, die zusätzlich adipös waren und bei denen bereits eine Insulinresistenz nachgewiesen worden war.[123]

Raffinierte Auszugsmehle enthalten mehr Stärke und weniger Fasern (Ballaststoffe), weniger sekundäre Pflanzenstoffe und essentielles Öl mit mehrfach ungesättigten Fettsäuren. Mehrere vergleichende Studien haben gezeigt, dass ein vermehrter Verzehr von Vollkorn das Herzinfarktrisiko wirksam senkt.[124, 125, 126, 127, 128]

Die Bedeutung der vegetabilen Nahrung zur Verhütung der koronaren Herzkrankheit

Folsäurehaltige Nahrung ist Pflanzennahrung mit viel grünen Blättern. Folsäuremangel wird mit erhöhtem Homocysteinspiegel in Verbindung gebracht, den man als Hinweis auf ein erhöhtes Infarktrisiko betrachtet. In einer Vielzahl von Studien wurde nachgewiesen, dass ein hoher Gehalt an Folsäure in der Nahrung das Herzinfarkt- und das Apoplexierisiko bedeutend vermindert.[129, 130, 131, 132, 133, 134, 135, 136] In einigen dieser Studien wurde der Folsäure Vitamin B 6 zugegeben. Diese beiden Vitamine findet man vorwiegend in frischer, roher Pflanzennahrung.

Die Wirkung von Mandeln und Nüssen gegen die Arteriosklerose

Mehrere prospektive Studien haben einheitlich gezeigt, dass der Verzehr ungerösteter Mandeln und Nüsse vor koronarer Herzkrankheit schützt. Nüsse bewirken keine Gewichtszunahme. Sie enthalten einfach- und mehrfach ungesättigte Öle und senken den Blutspiegel des LDL-Cholesterins in ungefährlicher, natürlicher Weise.[137, 138, 139, 140, 141, 142, 143]

Die Bedeutung von Obst und Gemüse gegen die Arteriosklerose

Pflanzliche Lebensmittel enthalten kein Cholesterin, dafür cholesterinsenkende Inhaltsstoffe (sekundäre Pflanzenstoffe). Die Saponine der Hülsenfrüchte senken Cholesterin auf natürliche und ungefährliche Weise, indem sie dessen Rückresorption im Darm vermindern. Die primären Gallensäuren synthetisiert die Leber aus Cholesterin und gibt diese über die Gallenwege in den Darm für die Fettresorption, wonach sie als Fettmyzelen über die Pfortader zur Leber zurück gelangen (enterohepatischer Kreislauf). Nur ein kleiner Teil der primären Gallensäuren werden durch die Bakterienflora zu sekundären Gallensäuren umgewandelt und ausgeschieden. Die Saponine erhöhen diese Ausscheidung durch Verseifung und senken dadurch den Cholesterinspiegel wirksam. Bohnen und Luzerne sind besonders reich an Saponinen. Die Beigabe von dreimal täglich 40 g hitzebehandelten Luzernensamen zu den Mahlzeigten senkt den Cholesterinspiegel um 18 %. Kaltgepresste Pflanzenöle enthalten Phytosterine. Sie senken den Cholesterinspiegel auf verschiedenen Wegen.[144] Tovotrienole der Vollkornsamen von Roggen, Gerste und Hafer, sowie Palmöl, Haferöl und Gerstenöl hemmen die Synthese von Cholesterin wirksam und in ungefährlicher Weise. Das Allicin des Knoblauchs hemmt die Cholesterinsynthese in der Leber maßvoll. Allicin des Knoblauchs, Carotinoide der Früchte und Gemüse, die Vitamine C und E und Anthozyane der Auberginen senken das LDL-Cholesterin und verhindern seine Oxydation.

Die antioxydative Wirkung der pflanzlichen Rohkost, die große Bedeutung der so genannten sekundären Pflanzenstoffe

Nur die pflanzliche Nahrung, besonders die Rohkost ist reich an Substanzen mit pharmakologischer Wirkung. Man nennt sie sekundäre Pflanzenstoffe. Wir verweisen hier auf das Bircher-Benner Handbuch Nr. 4: Frischsäfte, Rohkost und Früchtespeisen.

Zahlreiche epidemiologische Studien zeigen Zusammenhänge zwischen oxydativem Stress mit einem geschwächten antioxydativen System und einem hohen Risiko für Krebs, grauen Star, Herz-Kreislaufkrankheiten, Arteriosklerose, Multiple Sklerose und andere degenerative Leiden.[144] Ein hoher Anteil an Obst und Gemüse, besonders in Form von Rohkost, ist der wirksamste Schutz gegen degenerative Leiden. Die Empfehlungen der Deutschen Gesellschaft für Ernährung DGE wurden dieser Erkenntnis angepasst. Ein wesentlicher Teil dieser Wirkung beruht auf dem Gehalt an sekundären Pflanzenstoffen, besonders in rohem Obst und Gemüse. Flavonoide gehen durch das Schälen von Gemüsen und Obst teilweise, nicht jedoch durch das Kochen verloren. Die schützende Wirkung der Carotinoide (Xanthine) geht dagegen durch Kochen ganz verloren.[145] Wir verweisen hier auf die Bircher-Benner Handbücher Nr. 4: Frischsäfte, Rohkost und Früchtespeisen und Nr. 24: zur Verhütung von Demenz und Alzheimerkrankheit und auf das Handbuch Nr. 1: für multiple Sklerose-Kranke.

Die akuten Krisen sind bei den Herz-Kreislaufkrankheiten immer mit thromboembolischen Ereignissen verbunden, da das Blut vieler Menschen zu viskös und zu gerinnbar ist. Gerinnungshemmend wirken ganz besonders rohe Zwiebeln und Knoblauch, sowie die Flavonoid-haltigen Zitrusfrüchte und Obst ganz allgemein, wegen des hohen Polyphenolgehaltes. Diese Nahrungsmittel hemmen die Aggregation der Blutplättchen (Thrombozytenaggreationshemmung). Beim Ajoen-haltigen Knoblauch ist diese Wirkung am stärksten und durchaus vergleichbar mit der Wirkungsstärke von Aspirin (Acetyl-Salicylsäure).[146] Knoblauchextrakt und- pulver sind diesbezüglich unwirksam. Die Sulfide Ajoen des Knoblauchs und Allicin der frischen Zwiebel und des Knoblauchs hemmen genauso wie die Flavonoide der Früchte und Gemüse die Thrombocytenaggregation (Aneinanderkleben der Blutplättchen) auch über die Hemmung von Enzymen, welche die Bildung von Thromboxan bewirken (katalysieren). Ähnliche Wirkungen auf die Blutplättchenaggregation wurden für die Polyphenole der Außenschichten von Obst und Gemüse nachgewiesen. In einer epidemiologischen Studie zeigten die Herz-Kreislaufpatienten mit der höchsten Flavonoidaufnahme durch Zitrusfrüchte und Obst in ihrer Nahrung die niedrigste Rate an Todesfällen.[147] Flavonoide gehen durch Schälen von Obst und Gemüse weitgehend und durch lange Lagerung teilweise verloren, jedoch nicht durch Kochen. Obschon heute positive Effekte von Obst und Gemüse weithin angenommen werden, ist erstaunlich, dass erst seit wenigen Jahren epidemiologische Untersuchungen über die Bedeutung von Obst und Gemüse für das Arteriosklerose- und Infarktrisiko unternommen wurden.[148] Diejenigen, die bis heute erschienen sind, bestätigen einheitlich eine hohe Schutzwirkung der pflanzlichen Kost, besonders wenn sie als vegetabile Frischkost (Rohkost) genossen wird.[149, 150, 151, 152, 153, 154, 155, 156]

Die Bedeutung der Vollkorngetreide

Vollkorn statt weißes oder graues Auszugsmehl schützt bedeutend vor koronarer Herzkrankheit, und Hirninfarkten (Apoplexie).[157, 158, 159]

Die Bircher-Bennersche Heildiät und Ordnungstherapie

All diese Untersuchungen bestätigen unsere über 100-jährige Erfahrung in der Therapie der Herz-Kreislaufkrankheiten. Die Arteriosklerose mit ihren tragischen Folgekrankheiten kann nicht nur verhütet, sondern in vielen Fällen geheilt werden. Einzelne bedeutende Studien bestätigen auch diese Reversibilität der Arteriosklerose durch Diäten, die der unseren sehr ähnlich sind. Wie wir gesehen haben, sind die Ursachen der Arteriosklerose komplex. Im Zentrum steht die Fehlernährung, das Übermaß an tierischen Produkten wie Fleisch, Wurstwaren, gepökeltem Aufschnitt, Grillspießen, Milchprodukten, Ei und Käse, denaturierten, industriell verkünstelten Fertigprodukten, Alkohol, Reizmitteln, überstarkem Kaffee, Schwarztee, Energydrinks, übersüßen Getreideriegeln und „Snacks", überzuckerten Getränken, Joghurts, Konfitüren, Weißbrot, Weißmehlspeisen, Teigwaren, Zuckergebäck und Schokolade, Hamburger, Pommesfrites, zuckerreiche Ketchups, Minipicks, Paprikachips und vielem mehr.

Dann haben wir gesehen, dass das LDL-Cholesterin lebensnotwenig ist und ganz wichtig für die Versorgung aller Gewebe mit Cholesterin für die Stabilität der Zellmembranen und ihren Stoffwechsel und die Hormonsynthese. Wir haben gesehen, wie sehr die Menschen heute an oxydativem Stress leiden, durch die Fehlernährung, Überarbeitung, Mobbing und Beziehungsprobleme und eine ungeordnete Lebensweise, Schlafmangel, Elektrosmogbelastung, Medikamente. Wir haben gesehen, dass durch den Mangel an Antioxidantien wegen des verbreiteten Mangels an sekundären Inhaltsstoffen aus pflanzlicher Frischkost und wegen des Mangels an mehrfach ungesättigten Pflanzenölen, die Fähigkeit der antioxydativen Systeme und Enzyme der Oxydation entgegenzuwirken überfordert ist, so dass das LDL-Cholesterin oxidiert und ranzig wird. Wir haben gesehen, dass nur dieses oxidierte LDL-Cholesterin sich in die Intima der Arterien einlagert und durch seine große anfallende Menge den Rezeptorweg des Cholesterinabbaus blockiert, da die Makrophagen nicht in der Lage sind, es zu beseitigen und zu inaktiven Schaumzellen werden, die den Beginn der arteriosklerotischen Einlagerung und Zerstörung der Arterienwände anzeigen.

Der Senkung des Arterioskleroserisikos dienen auch reichlich zugeführte alkalische Mineralstoffe, so namentlich Kalium und Magnesium, in Grün- und Knollengemüsen, Vollkorn, Nüssen und Kartoffeln, dies umso mehr, je besser mit Natrium (Kochsalz) und Kalzium zurückgehalten wird. Magnesium steigert den Phosphatumsatz. Eine fleisch- und eiweißreiche Kost hemmt die Magnesiumaufnahme, während die lebendige vegetabile Frischkost reichhaltig ist an Kalium und Magnesium und alle Mineralstoffe in idealem Verhältnis zueinander und in optimaler Bioverfügbarkeit liefert.

Die Nahrungsaufnahme des Menschen, in Kalorien gerechnet, liegt in den Industrienationen um etwa die Hälfte über dem wirklichen Bedarf. Der Appetit ist durch Übergewicht, Mangel an Vitalstoffen, appetitanregende industrielle Zusätze, Kaffee, Reizstoffe des Röstens und Bratens, durch häufiges Naschen und die häufige Aufnahme von Zucker und zu rasch verfügbarer Kohlenhydrate gesteigert.

Die in diesem Buch vorgeschlagene Ernährungsumstellung reguliert den Appetit in wenigen Wochen, so dass die krankhaften Gelüste sich legen. Die Reduktion der Nahrungsmenge auf zwei Drittel und der Verzicht auf Zwischenmahlzeiten und Naschen bringt nicht nur eine Entlastung und Ökonomisierung des Stoffwechsels mit sich, sondern trägt auch wesentlich zur Normalisierung des Körpergewichts, zur Senkung des Blutdrucks und zur Heilung der Arteriosklerose und der kardiovaskulären Krankheitsrisiken bei.

Die Anweisungen und Kurpläne dieses Buches möchten helfen, dieses Ziel zu erreichen. Eine möglichst naturnahe, frischkostreiche, unraffinierte, schmackhaft zubereitete Nahrung hilft den so verbreiteten Anreiz zum häufigen und vielen Essen und das Verlangen nach aufreizenden Getränken und Reizmitteln zum Verschwinden zu bringen.

In der ärztlichen Erfahrung ist der Arteriosklerotiker meist ein Mensch, der „alles verträgt", einer, der insbesondere auch fette Speisen mag und sich bei Tisch gerne gehen lässt. Nichts hindert ihn, die üblichen Ess- und Trink-, Rauch- und Genussmittelgewohnheiten mitzumachen mit viel üppiger, rezenter Nahrung, Fleisch, Zuckerwaren und Konserven. Aber es gibt unter ihnen auch solche, die zwar eher einfach essen, aber zwischendurch nicht wenig Imbisse aller Art zu sich nehmen. Esssucht und Übergewicht sind meist vorhanden, sowie ein beträchtlicher Konsum an Reizmitteln, alkoholischen Getränken, Süßigkeiten, öfters ein Missbrauch von Abführ-, Schmerz- und Schlafmitteln, eine entartete Darmflora und eine träge, gestörte Verdauung, nicht selten Leberschwäche, Reizbarkeit und innere Unruhe. Manche scheinen nicht loskommen zu können von zwanghaften Stadtgängen – statt Wald- und Feldwanderungen, sind nach Ärger und Enttäuschungen leicht deprimiert und neigen dazu, der Umwelt mit Misstrauen oder auch Rückzug zu begegnen. In dieser Situation braucht es dann oft ein gutes Maß an Geduld, Geschick und Zuversicht von Seiten der Angehörigen, der Ärzte, Pflegenden und Therapeuten, wenn solchen Kranken geholfen werden soll, denn die Therapie der Arteriosklerose verlangt Intelligenz und verständige Mitarbeit des Patienten.

Wenn man sie rechtzeitig beginnt, bevor die Organe zerstört sind, so ist die Arteriosklerose durch die vegane, frischkostreiche Diät, die in diesem Buch beschrieben ist, heilbar, so man sie konsequent mit den Diätstufen der Frischsäfte und Rohkost beginnt und sie über viele Monate sorgsam durchführt. Dadurch werden die arteriosklerotischen Verengungen in den Arterien nach und nach abgebaut, so dass die Blutversorgung sich allmählich bessert[160, 161]. Die Verbesserung der Darmflora hilft mit, den Appetit und das Körpergewicht zu regluieren. Dickdarmbakterien produzieren Vitamin B_{12}. Trotzdem muss die Vitamin B_{12}-Versorgung bei strikter veganer Rohkost überwacht werden[162, 163]. Vitamin B_{12} kann auch durch Sanddornmark oder etwas natürlichen Hefeextrakt aufgenommen werden. Wer bereits an Angina pectoris leidet, für den ist während dieser Diätbehandlung die Zusammenarbeit mit dem Kardiologen besonders wichtig. Es hilft, daran zu denken, dass es sich ja um eine strenge Heildiät handelt, die so lange nötig ist, bis die Arterioskleroseherde abgebaut sind, und dass danach auf eine sehr schmackhafte gesund erhaltende Ernährung übergegangen werden kann. Es braucht viel Intelligenz und guten Willen und lohnt sich durchzuhalten. Schon nach wenigen Wochen wird eine bedeutende Erleichterung spürbar, so auch bei der so genannten „Schaufensterkrankheit" (Claudicatio intermittens wegen verengten Beinarterien). Denn die Gehstrecke bis der krampfartige Schmerz sich meldet verlängert sich nach und nach. Der Blutdruck sinkt oft erst nach längerer Zeit bedeutend ab, so dass die medikamentöse Blutdrucksenkung erst allmählich und unter ärztlicher Kontrolle und Überprüfung des Zustandes der Herzkranzgefäße nach und nach abgebaut werden kann. Dann erst entfällt endlich die Bedrohung durch die Komplikationen der Arteriosklerose, die Katastrophen eines Hirnschlags oder Herzinfarkts.

Der Bluthochdruck (Hypertonie)

Mit der Entwicklung zur arteriosklerotischen Veränderung des Kreislaufsystems ist unvermeidlich eine gewisse Steigerung des Blutdrucks und der allgemeinen Spannungslage verbunden. Das ist aus dem bisher Ausgeführten leicht verständlich. Aber diese Blutdruckerhöhung kann in mäßigen Grenzen bleiben, in Grenzen, die noch innerhalb dessen liegen, was als „normal" gilt. Die Jäger-Eskimos von Ost-Grönland liefern ein gutes Beispiel dafür. Bei ihnen tritt die Arteriosklerose sehr früh auf und erreicht nach dem 3. Lebensjahrzehnt gefährlich hohe Grade der Arterienveränderung. Die Ernährung dieser Eskimos ist zwar knapp und meist ungekocht, aber überaus reich an tierischem Eiweiß und Fett. Trotzdem geht der Blutdruck kaum über das hinaus, was bei westlichen „Zivilisierten" als „normal" bezeichnet wird (weil es im mittleren Alter dem Durchschnitt entspricht und ohne äußere Erkrankungszeichen bleibt). Vergleicht man diese Eskimos aber mit anderen „Wilden" oder Naturvölkern, die nicht von der Jagd, sondern vom Ackerbau leben, so findet man einen bedeutenden Blutdruckunterschied. Man erkennt, dass es offenbar eine andere Norm gibt, welche tiefer liegt und mit dem Alter nicht ansteigt. Das ist die Norm, die wir für die echte halten, während die in der Fachwelt gültige höhere Norm die „zivilisierte" wäre. Wo die echte Norm von Blutdruck und Cholesterinspiegel genau liegt, müsste man wohl erst noch ermitteln.

Umgekehrt fand man bei einem vegetarischen Mönchsorden und einer armen, an Eiweiß und Fett knapp ernährten afrikanischen Bevölkerung zwar weder arteriosklerotische Entartungen, noch eine Erhöhung des Cholesterinspiegels, wohl aber durch den reichlichen Kochsalzkonsum durchschnittlich einen erhöhten Blutdruck.

Die Eisrandmenschen von Ostgrönland haben eine zwar unzivilisierte Existenzform, die aber an die Anpassungsfähigkeiten des menschlichen Organismus inmitten einer sehr lebensfeindlichen Umwelt extreme Anforderungen stellt. Ihre Nahrung ist naturnah. Sie besteht aber hauptsächlich aus dem fettreichen Fleisch nicht gemästeter, sondern freilebender Tiere. Würde es sich um das von gemästeten Haustieren handeln, so wären diese Eskimos wohl schon lange untergegangen.

Wenn der Blutdruck steigt, geschieht das als eine lebenserhaltende Notwendigkeit, als eine Nothilfe des bereits geschädigten Organismus. Würde er nicht steigen, so würde die Blutversorgung der Organe ungenügend. Beim gesunden Menschen wird der Blutdruck auf normaler Höhe gehalten. Nach jeder Abweichung sorgt diese Regulation für eine rasche und vollständige Rückkehr zur Norm. Es gibt ja immer wieder besondere Anforderungen im Leben, die eine intensive Leistungssteigerung des Körpers verlangen, und diese geht mit einer vorübergehenden Erhöhung des Blutdrucks einher. Die Leistungsorgane müssen mit mehr Blut versorgt werden. Aber das darf nicht zu lange dauern und die Norm muss immer wieder hergestellt werden, sonst unterbleibt die Erholung, Herz und Kreislauf würden sich „abnützen". Insbesondere im Schlaf sinkt der Blutdruck auf ein Minimum ab.

Aber die Regulation des Blutdrucks scheint beim Menschen, gerade so wie diejenige des Cholesterinspiegels, nur relativ wirksam zu sein, sonst gäbe es kein so beängstigendes Problem der Blutdruckkrankheiten in unserer Zeit.

Freilich, der dauernde Blutdruckanstieg kann auch als Nebenerscheinung verschiedener Organkrankheiten entstehen. Dies wird der Arzt im einzelnen Falle zuerst abklären. Aber nur in 5 % liegt eine solche organische Ursache vor. In 95 % handelt es sich um die eigentliche Blutdruckkrankheit (essentielle Hypertonie). Für diese gibt es keine anderen Gründe, als das Versagen der Regulation durch dessen Überforderung.
Psychosomatische Teilursachen liegen häufig vor, durch andauernde Kränkungen, Ärger, Schreckhaftigkeit, Ängste, Zorn, und jede andauernde seelische Überforderung. Eine andere wichtige Ursache sind allgemeine Überforderung und Erschöpfung. Wo ein Mensch aus der Gehetztheit des Alltags keine vertiefte Beziehungen zu seinen Mitmenschen und zu sich selbst mehr erlebt, oder wo er sich entgegen seinem eigentlichen Wesen in dauerhafte Spannung versetzt, Aufgaben zu erfüllen, die für ihn und für andere sinnlos sind, wo er der Vielfalt seiner Aufgaben nicht mehr gewachsen ist, Rückschläge und Enttäuschungen erfährt, Gegendruck und Affektspannungen ertragen muss und all dies sich ständig wiederholt, da kann der Blutdruck – selbst ohne alle anderen Ursachen – zunächst vielleicht vorübergehend, später dauerhaft ansteigen. Ein dauernder Stresszustand in diesem Sinne bewirkt eine dauernde Überreizung des sympathischen Nervensystems und erhöhte Adrenalinspiegel. Immer mehr „Manager" leben in diesem Stadium des Burn-out-Zustandes. Dem Leistungsprinzip der Gewinnsteigerung hörig, leben sie oft über viele Jahre bis Jahrzehnte in solcher Dauerspannung, ohne die Erfahrung eines tieferen Sinns und Befriedigung ihrer eigentlichen Fähigkeiten und Begabungen. Nicht umsonst gehört die Blutdruckkrankheit zur „Managerkrankheit". Im Weiteren wirkt auch die ererbte Konstitution mit, indem die Blutdrucksteigerung beim einen früh und stark und beim anderen schwach und spät in Erscheinung tritt.
Auch kommt es vor, dass die Regulation derart erschöpft ist, dass der Blutdruck paradoxerweise sinkt. Der Blutdruckkranke muss lernen, mit seinem Herzen und nicht mehr gegen seinen tieferen Lebenssinn zu leben.

Aber es ist wichtig das Wesentliche nicht aus dem Auge zu verlieren: Wenn die Nahrung so beschaffen ist, dass sie Arteriosklerose und Bluthochdruck verhütet, haben vorübergehende Aufregung und seelische Belastungen wenig oder gar keine Wirkung zur Erzeugung der Hypertonie.

Bei andauernder Überlastung der Nieren durch zu eiweißreiche Nahrung steigert der Organismus den Blutdruck, um die Ausscheidung der Eiweißabbauprodukte zu forcieren.
Bei fleischreicher Nahrung ist diese Wirkung noch verstärkt, durch die Reizwirkung der Extraktivstoffe, wie sie in der Fleischbrühe ausgezogen werden und oft auch durch Röststoffe. Hinzu kommt dann die Mehrbelastung der Leber durch das übermäßige Eiweiß in der Nahrung. Weitere Ursachen für Blutdruckerhöhung sind Eiterherde in den Zahnwurzeln, in den Mandeln oder Endotoxine von Fäulniserregern einer gestörten Darmflora durch die Eiweißmast. So kann schon bei jungen Menschen eine Blutdruckerhöhung entstehen. Bei Rauchern ist die fortwährende Belastung des Körpers mit

Kohlenmonoxyd, Nikotin, Schwermetallen und anderen Toxinen des Zigarettenrauchs von großer Bedeutung. Derjenige der raucht, beruhigt mit immer neuer Zigarette seinen Ärger, den er mit dem Nikotinabusus erzeugt hat.

Bei einer Ernährung, in welcher Fleischgerichte eine Hauptrolle spielen, kommt hinzu, dass sie erfahrungsgemäß auch zum Mehressen und zu stärkerem Würzen und Salzen verleitet und die Darmflora stark schädigt, was Ursache von Obstipation und Gewichtszunahme ist. Viel essen und stark salzen allein, zwingt bereits den Körper zur Blutdruckerhöhung.

Wie eine langsame, perfide Klemmschraube presst der chronische Bluthochdruck die feinen Blutgefäße zusammen, so dass sie immer enger werden, sich verkrampfen und schließlich den Blutstrom kaum mehr durchlassen. Das Blut aber kreist in einem geschlossenen System ohne Überdruckventil, und der Blutdruck muss unfehlbar ansteigen um die Versorgung der Organe sicherzustellen. Wird er zu groß und lässt die Geschmeidigkeit der Gefäßwände nach, so müssen diese durch zusätzliches Bindegewebe mit Kollagenfasern verstärkt werden. Das ist aber nicht ohne Erstarrung möglich, so dass es unter der Wirkung des steigenden Druckes irgenwo zum Platzen kommen kann, sei es im Gehirn oder am Herzen oder an den Nieren oder in den Augen.

Auch diese Entwicklung der Verhärtung des Herzmuskels, der Arterien und Arteriolen (Sklerosierung) kann sich über Jahre, ja Jahrzehnte hinziehen und über eine sehr lange Zeit ohne Beschwerden verlaufen. Es gibt Menschen, die bei einem überaus hohen Blutdruck von 300 mm Hg noch nicht das Geringste verspüren, nicht einmal einen Kopfschmerz. Aber auch solche, die sich bei mäßig erhöhtem Blutdruck von 180 mm Hg ausgesprochen krank fühlen. In jedem Fall aber zerstört die dauernde Überlastung über kurz oder lang das Herz. Der Herzmuskel verstärkt sich durch zusätzliche Muskelschichten (Hypertrophie). Der linke Vorhof aber dehnt sich bald einmal aus, so dass das Schrittmacherzentrum, der Sinusknoten und das in der Vorhofmuskulatur verlaufende Erregungsleitungssystem versagen werden. Dann beginnt die Erregung im Vorhof rasch und sinnlos zu kreisen, so dass er nur noch vibriert, statt sich in die Kammer entleeren zu können. So ist das Vorhofflimmern bei anhaltender Hypertonie oft die erste Komplikation, die auftritt und durch wiederholte Embolien den Körper nach und nach zerstört.

Bluthochdruck (über 130/90) zählt zu den Hauptrisikofaktoren für Herzrhythmusstörungen, Herz- und Hirninfarkte (Apoplexie). Das Innere der Zellen ist kaliumreich, der Zwischenzellraum natriumreich. Chemische Natrium/Kaliumpumpen halten diesen Unterschied (Gradienten) aufrecht und bestimmen dadurch das elektrische Zellmembranpotential. Entscheidend für die Regulation des Blutdrucks ist das Verhältnis von Natrium zu Kalium. Dieser so genannte Natrium/Kaliumgradient reguliert das Flüssigkeitsvolumen in den Zellen und im Zwischenzellgewebe und ermöglicht den Transport von Zuckern und Aminosäuren durch die Zellmembran hindurch in die Zellen hinein. Der Transport der Kaliumionen in die Zellen und der Natriumionen aus der Zelle zieht den Flüssigkeitstransport mit sich und bestimmt somit das Blutvolumen und dadurch den Blutdruck in den Blutgefäßen. Blutdruckstudien in verschiedenen traditionell lebenden Bevölkerungsgruppen bei den Khoi San im südlichen Afrika, den Inuit in der Arktis, den Polynesiern und den Zentralamerikanischen Indianervölkern haben gezeigt, dass die durchschnittlichen Blutdruckwerte mit dem Einführen „moderner“ Ernährung mit viel Zucker, Salz, Fleisch-, Fischkonserven und anderen industriell verarbeiteten Lebensmitteln massiv angestiegen sind.[164] Eine ballaststoffreiche (pflanzliche) Ernährung senkt den Blutdruck auf unterschiedlichen Wegen[165]. Gewisse Ballaststoffe werden von Darmbakterien zu kurzkettigen Fettsäuren abgebaut, welche blutdrucksenkend wirken. Pektine sind wasserlösliche Ballaststoffe in Äpfeln, Bananen und Zitrusfrüchten mit blutdrucksenkender Wirkung. Koffein und Theophyllin aus Kaffee und Schwarztee verdrängen Adenosin von seinen Rezeptoren an den Zellen und erhöhen dadurch den Blutdruck. An den Neuronen des Gehirns blockiert das Adenosin bei Überlastung des Nervensystems den Eindrang von Informationen in die Hirnzellen (Neurone), um diese vor Erschöpfung zu schützen. Koffein blockiert die Rezeptoren für Adenosin. Durch das Kaffeetrinken wird dieser wichtige Schutzmechanismus für die Hirnzellen ständig sabotiert und dadurch erschöpfen sich die Hirnzellen in gefährlicher Weise. Aus Knoblauch und Lauchpräparaten wurden blutdrucksenkende Stoffe isoliert, darunter Adenosin und Allicin. Diese Wirkung von frischem Knoblauch kann bei der Therapie der Hypertonie genutzt werden.

Der Blutdruck muss sich in einer gewissen Bandbreite bewegen, denn sowohl ein zu hoher, als auch ein zu tiefer Blutdruck kann für die Gefäße und Organe schädlich sein. Andrerseits muss der Blutdruck bei körperlicher Anstrengung, z.B. einem Dauerlauf, aber auch in Ruhe und im Schlaf dem Bedarf angepasst werden.

Die Regulation des Blutdrucks

In der Aorta, in den Halsschlagadern und anderen großen Arterien im Hals und Brustkorb gibt es druckempfindliche Zellen, die als Barorezeptoren die Dehnung der Arterienwand und damit den Blutdruck laufend messen und über vegetative Nervenfasern des Sympathicus in das Blutdruckzentrum im verlängerten Mark des Hirnstamms (Medulla oblongata) melden. Bei zu hohem Blutdruck hemmen diese Impulse das Blutdruckzentrum. Bei zu niedrigem Blutdruck vermindern die Barorezeptorzellen ihre Impulse zum Blutdruckzentrum, so dass dieses über die sympathischen Nervenfasern des Herzens die Frequenz und Auswurfleistung des Herzens steigert. Der Sympathikus verengt zudem die kleinen Arterien (Arteriolen) in der Haut, in den Nieren und im Magen-Darmtrakt. In beiden Vorhöfen des Herzens gibt es zudem Dehnungsrezeptoren, welche ebenfalls auf das Blutdruckzentrum einwirken. Diese Art der Blutdruckregulation dient der momentanen Anpassung an Belastungen und Entspannung. Ihre Wirkung ist augenblicklich.

Die mittelfristige Blutdruckregulation geschieht über die Nieren. Sinkt der Arteriendruck in einer oder beiden Nierenarterien ab, so schütten die Nieren das Hormon Renin in den Blutkreislauf aus. Renin aktiviert das im Blut zirkulierende Hormon Angiotensin, welches seinerseits die Arteriolen im ganzen Körper verengt (Vasokonstriktion). Diese Erhöhung des Gefäßwiderstandes steigert den Blutdruck sehr stark. Gesunde Nieren regulieren die Reninausschüttung vernünftig. Ist aber eine Nierenarterie durch Arteriosklerose verengt, so verursacht die betroffene Niere eine ständige Reninausschüttung und dauerhaft sehr stark erhöhten Blutdruck, da sie ihre eigene Blutversorgung erhalten will.

Die langfristige Blutdruckregulation geschieht über das Blutvolumen. Steigt der arterielle Mitteldruck längerfristig an, so reduzieren die Nieren das Blutvolumen, indem sie weniger Natrium und Wasser rückresorbieren. Im Hirnstamm gehen zudem Signale zum Hypophysenhinterlappen (Neurohypophyse), die bewirken, dass diese weniger antidiuretisches Hormon ausschüttet als im Normalzustand. Das Nachlassen des antidiuretischen Hormons (ADH) seinerseits vermindert in den Sammelröhrchen der Nieren die Rückresorption von Wasser, so dass das Blutvolumen und damit der Blutdruck rasch vermindert werden. Da die Niere zur Blutdrucksenkung die Reninausschüttung reduziert, vermindert sich auch das Angiotensin.

Unter dem Einfluss des Angiotensins produzieren die Nieren zudem das Hormon Aldosteron. Dieses regt die Zellen der Nierenkanälchen (Tubuli) an, vermehrt Natrium mit Wasser aus dem Harn ins Blut zurückzuholen und dafür mehr Kalium in den Urin abzugeben. die Reduktion des Aldosterons wirkt blutdrucksenkend. Die Dehnungsrezeptoren der Herzvorhöfe wirken zusätzlich über Transmittersubstanzen auf die Nieren ein, um bei Überdehnung eines Vorhofs den Blutdruck zu senken.

Die Blutdruckregulation ist also sehr komplex. Kein Wunder, dass durch unterschiedliche Einflüsse und Krankheiten Störungen auftreten, so besonders eine dauerhafte Erhöhung des Blutdrucks, der bei Ruhe und Schlaf sich nicht wieder senkt.

Bluthochdruck entsteht durch dieselben diätetischen Faktoren wie die Arteriosklerose, besonders bei Übergewicht. So steigen die mittleren Blutdruckwerte von Männern und Frauen mit zunehmendem Körpergewicht an.[166, 167] Das Fettgewebe erzeugt das Hormon Leptin. Dieses wirkt auf das Appetitzentrum im Hirnstamm. Ist genügend Fettgewebe vorhanden, so ist der Leptinspiegel höher und stellt den Appetit zurück. Ähnlich wie die Insulinresistenz durch die Verschlackung der Grundsubstanz des zarten Bindegewebes entsteht, die verhindert, dass das Insulin an die Zellmembranen herankommt, verhindert dasselbe Phänomen bei Adipositas die Wirkung des Leptins am Hirnstamm, so dass der Appetit nicht mehr zurückgestellt wird und übermäßig Fettgewebe eingelagert wird.

Die Zusammensetzung der Bakterien der Darmflora ist ernährungsabhängig. Sie beeinflusst das Körpergewicht ebenfalls. In der Darmflora übergewichtiger Menschen finden sich überwiegend Bakterienarten des Typus Firmicutes, nach Gewichtsreduktion mehr Bacteroides. Bakterienfreie, schlanke Mäuse, in die man Darminhalt von übergewichtigen Mäusen implantiert hat, nahmen trotz Nahrungsreduktion an Gewicht zu.[168, 169, 170]

Das Fettgewebe des Abdomens und der Eingeweide hat einen anderen Stoffwechsel als dasjenige in den Gliedmaßen. Bei Mangel an Bewegung, das heißt, wenn wir nicht mindestens eine Stunde pro Tag gehen, setzt sich in den Bauchdecken und in den Eingeweiden Bauchfett an. Während der diätetischen Behandlung der Adipositas kann der Körper das Bauchfett nur entfernen, wenn wir jeden Tag mindestens eine, besser zwei Stunden gehen. Je mehr Bauchfett vorhanden ist, desto eher entsteht Bluthochdruck.

Zudem ist zu viel Kochsalz eine der längst anerkannten Teilursachen der Hypertonie. Viel Kochsalz stimuliert viel Aldosteronausschüttung aus den Nieren. Zu viel Aldosteron bewirkt eine Vernarbung der Muskelschichten der Koronararterien und des Herzmuskels, was die Herzleistung beeinträchtigt (Myokardfibrose).[171] Salzarme Kost reduziert den Blutdruck deutlich.[172, 173]

In den USA leiden heute ca. 50 Millionen Menschen an Bluthochdruck, weltweit wird die Zahl auf etwa 1 Milliarde Menschen geschätzt, Vegetarier jedoch wesentlich weniger.[174] Eine Metaanalyse aus

258 nach strengen Kriterien ausgewählten wissenschaftlichen Studien aus den Jahren 1900 bis 2014 hat bestätigt, dass Vegetarier einen bedeutend tieferen Blutdruck haben als Omnivoren (Allesesser).[175] 1995 wurde eine randomisierte, diätkontrollierte Multizenterstudie mit 456 gesunden Menschen mit systolischem Blutdruck unter 160 und diastolischem Blutdruck unter 85 mm Hg publiziert (DASH-Study). Dabei wurden die durchschnittlichen Blutdruckwerte in drei vergleichbaren Gruppen mit drei unterschiedlichen Diäten beobachtet. Dabei hatte die pflanzenkostreiche Diätgruppe die tiefsten Blutdruckwerte.[176]

Im Jahr 2006 publizierte die amerikanische Kardiologengesellschaft (American Heart Association) neue Empfehlungen für die Blutdruckbehandlung: darin wird festgehalten, dass das erhöhte Risiko für Herz-Kreislaufkrankheiten bereits ab Blutdruckwerten über 115/75 beginnt. Bis zu einem Blutdruck von 159/99 mm Hg wird keine medikamentöse Blutdruckbehandlung mehr empfohlen, sondern eine diätetische Therapie mit pflanzenkostreicher, salzarmer Diät und täglich viel Bewegung. Es wird empfohlen, diese Änderung in jedem Fall auch bei höheren, medikamentös behandelten Patienten beizubehalten.[177] In einer Nachuntersuchung zur DASH-Diät wurde berechnet, dass der Gehalt an sekundären Pflanzenstoffen (Phytochemicals) in der diätwirksamen Gruppe wesentlich höher war als in den anderen, so besonders der Gehalt an Flavonoiden, Beta-Caroten, Betacryptoxanthin, Lycopenen, Lutein, Zeaxanthin und Phytosterolen. Man beginnt die bedeutende Wirkung dieser sekundären Pflanzenstoffe für die Blutdruckregulation wahrzunehmen[178]. Die bedeutende Wirkung vegetarischer Diäten wurde in den USA schon in den 1970er-Jahren festgestellt und beachtet.[179] und in den letzten Jahren wieder neu entdeckt.[180, 181, 182, 183, 184] In einer großen epidemiologischen Untersuchung (INTERMAP Study) wurde die Wirkung roher und gekochter pflanzlicher Lebensmittel auf den Blutdruck verglichen. Alle untersuchten von vielen Menschen genossenen Gemüse wirkten blutdrucksenkend, stärker aber die Rohkost. In rohem Zustand wirkten sich Tomate, Karotten und Frühlingszwiebeln sehr positiv auf den Blutdruck aus, unter den gekochten Gemüsen Tomaten, Erbsen, Sellerie und Frühlingszwiebeln.[185] Walnüsse und Mandeln, auch andere Nüsse senken wegen ihres hohen Gehalts an mehrfach ungesättigten Fettsäuren den Blutdruck und bewirken keine Gewichtszunahme. Dass eine über lange Zeit durchgeführte vegane Diät die Hypertonie heilen kann, ist inzwischen vielfach nachgewiesen worden.[186, 187, 188]

Die pulmonale Hypertonie

Noch gibt es eine andere Art der Hypertonie, diejenige des kleinen Lungenkreislaufs. Nur ganz selten ist sie angeboren (primäre pulmonale Hypertonie).
In aller Regel ist sie erworben (sekundäre pulmonale Hypertonie). Dann ist eine Erkrankung die Ursache, welche den Wiederstand der Arterien und dadurch den Blutdruck im Lungenkreislauf erhöht. Normal ist in der Lungenarterie ein Blutduck von 12–16 mm Hg. Steigt er in Ruhe auf über 25 mm Hg und bei Belastung über 30 mm Hg an, so ist dies bereits eine pulmonale Hypertonie. Ab 30 bis 40 mm Hg erscheinen erste klinische Symptome unter Belastung, in Form von Erschöpfung und Kurzatmigkeit. Ab 50 bis 70 mm Hg nimmt die Auswurfsleistung des rechten Herzens ab, da es überfordert und geschwächt ist. Die Patienten leiden dann an Bewusstseinsausfällen (Synkopen), an Angina pectoris, an Wassereinlagerungen in den Beinen, Minderdurchblutung der Hände bei Kälte (Raynaud-Phänomen) und endloser Erschöpfung.

Es kommt vor, dass der arterielle Druck in der Lungenschlagader auf über 100 mm Hg ansteigt.

Bei pulmonal arterieller Hypertonie stellen sich die Lungenschlagadern eng, verdicken ihre Muskulatur und die Bindegewebsfaserschichten ihrer Wände verdicken sich (Sklerosierung). Dadurch wird der Gefäßinnenraum eng, und die Gefäße vernarben und erstarren allmählich. Nun spricht man von einem fixierten Lungenhochdruck und der Zustand ist nicht mehr rückbildungsfähig. In solchen Lungenarterien kommt es auch leicht zu Arteriosklerose. Durch die Vernarbung der Lungengefäße vernarbt auch das Lungengerüst und es kann nicht mehr genug Sauerstoff aufgenommen werden. Die kleinen Bronchien werden eng, so dass die Atemluft in den Lungenbläschen gefangen bleibt (Lungenemphysem). Zuerst bei Anstrengung, später auch in Ruhe, leiden die Patienten an quälender Atemnot. Die sogenannte Idiopathische pulmonale Hypertonie ist sehr selten (1–2 unter einer Million Menschen). Verschiedene angeborene Herzfehler gehen mit erhöhtem Lungenarteriendruck einher. Glücklicherweise können die meisten heute durch frühzeitige Operation behoben werden. Fast alle Patienten mit undichter Mitralklappe (Mitralinsuffizienz) und etwa 60 % der Patienten mit undichter Aortenklappe entwickeln einen Lungenhochdruck durch Rückstau in den Lungenkreislauf (backward failure).

Die häufigste Ursache der pulmonalen Hypertonie ist aber eine chronische Verengung der Bronchien, mit zunehmender Vernarbung des Lungengewebes (Lungenemphysem) Modern ist die Bezeichnung COPD, für „chronic obstructive pulmonary disease". Einst sagte ein 12-jähriges Mädchen in der Sprechstunde zu seiner Mutter, die eben geraucht hatte: „Mama, am Rauchen erstickt man!" Entsetzt widersprach ihr die Mutter. Doch nicht die Mutter, sondern das Kind hatte recht. Entweder erstickt man an einem Lungenkrebs oder an einer chronisch obstruktiven Lungenkrankheit (Lungenemphysem). Auch schlechte, verseuchte Luft, die Feinstaubpartikel und Stickoxyde der Dieselmotoren und Heizungen und chronisch allergische Bronchitiden verursachen, wenn nicht frühzeitig behoben, eine chronisch obstruktive Lungenkrankheit mit Lungenhochdruck. Seltene Ursachen sind: Lungenfibrose, AIDS, Sarkoidose, Sichelzellanämie und die Sklerodermie.

Die medikamentöse Therapie der Hypertonie

Es handelt sich um eine reine Symptombehandlung, die aber so lange unbedingt durchgeführt werden muss, bis die Hypertonie diätetisch geheilt ist, damit das Risiko eines Herz- oder Hirnschlags, einer Blutung aus einer geplatzten Arterie (Aneurysmablutung, subarachnoidale Blutung) bis zur Ausheilung der Ursache in Grenzen gehalten wird.

Wenn, wie so oft, die diätetische Ursachentherapie nicht angegangen wird, so werden bei der medikamentösen Bluthochdrucktherapie, wie dies bei allen die Symptome unterdrückenden Therapien die Regel ist, immer mehr Medikamente in immer höherer Dosierung notwendig, mit zahlreichen, teils nicht ungefährlichen Nebenwirkungen.

Mit dem Stand der wissenschaftlichen Kenntnis sind folgende medikamentöse Eingriffe in die Blutdruckregulation möglich geworden, mit den folgenden Medikamententypen:

Die ACE-Hemmer
Substanzen, welche dort eingreifen, wo das Renin das Angiotensin stimuleirt, wurden zuerst in Schlangengiften ent-

deckt. Durch viel Forschungsarbeit entstand die Substanzgruppe deren Namen auf -pril endet (Captopril, Enalapril, Lisinopril, Ramiplil und viele andere). Diese Medikamente werden erst im Körper zur aktiv wirksamen Substanz umgebaut. Die ACE-Hemmer reduzieren die krampfhafte Engstellung der kleinen Arterien im ganzen Körper und senken dadurch den Blutdruck. Meist ist ein ACE-Hemmer das Mittel erster Wahl. Ist jemand gleichzeitig zuckerkrank, so entfaltet der ACE-Hemmer einen gewissen Schutz für die Niere, indem er die Eiweißausscheidung hemmt. Bei viel Kochsalz in der Nahrung, sind ACE-Hemmer schlecht wirksam. Die häufigste Nebenwirkung ist ein lästiger, trockener Reizhusten durch Anreicherung von Bradykinin. ACE-Hemmer erhöhen den Kaliumblutspiegel ein wenig.
Die Haut kann allergisch reagieren. Weitere Nebenwirkungen sind teils gefährlich, aber selten. Eine Schwangerschaft muss ausgeschlossen sein, da diese Medikamente beim Fötus Knochenbildungsstörungen verursachen würden.

AT1-Antagonisten (Sartane)
Sie hemmen die Umwandlung von Angiotensin I in das wirksame Angiotensin II und wirken dadurch ähnlich wie die ACE-Hemmer. Wirkung und Nebenwirkungen sind ähnlich, doch beobachtet man weniger Reizhusten. Über den Verdacht einer Erhöhung des Krebsrisikos sind die Resultate großer Studien widersprüchlich ausgefallen.

Diuretika
Genügt die ACE-Hemmung nicht, wird meist ein Medikament zugegeben, welches die Anstrengung der Niere, Wasser zurückzubehalten, hemmt. Die Entwässerung des Kreislaufs bewirkt eine gewisse unerwünschte Eindickung des Blutes (Gefahr von Thrombose und Embolien) und verschlechtert das Verhältnis von Natrium außerhalb der Zellen zum Kalium innerhalb der Zellen (Natrium/Kalium Gradient) und schwächt dadurch die Zellenergie, so dass Müdigkeit und Erschöpfung häufig sind. Unerwünscht wirken diese Medikamente auch in den Gallengängen der Leber, mit entsprechenden Nebenwirkungen.

Es gibt drei Gruppen von Diuretika, die an unterschiedlichen Stellen der Nierenkanälchen ansetzen. Sobald ein Diuretikum eingesetzt werden musste, ist es ganz wichtig, den Natrium- und noch wichtiger den Kaliumspiegel regelmäßig beim Hausarzt kontrollieren zu lassen. Die Nebenwirkungen der Diuretika werden oft unterschätzt und anderen „Ursachen“ zugeordnet.

Pflanzliche Diuretika
Die pflanzliche Rohkost wirkt an sich schon stark diuretisch ohne jede Nebenwirkung. Zudem verbessert sie die Blutviskosität dadurch, dass die roten Blutkörperchen ihre Verformbarkeit zurückerhalten, die ihnen erlaubt, sich beim Durchfluss durch die Kapillaren einzurollen.
Eine wunderbare Heilpflanze ist die Goldraute (Solidago virgaurea) und die Riesengoldraute (Solidago gigantea). Außer der Rohkost gibt es keine andere „Arznei“, welche wie sie fähig ist, die Ausscheidung des Primärharns in den Nierenkapillarschlingen zu vermehren. Weitere Heilpflanzen sind: die große und kleine Brennessel (Urtica dioica und urea), Die Blätter der Hängebirke (Betula pendulans oder alba), Der Löwenzahn (Taraxacum) und die Blätter des Orthosiphons (Orthosiphon stamineus oder aristatus), der Ackerschachtelhalm (Equisetum arvensae) und der dornige Heuhechel (Ononis spinosa).

Vor dem Einsatz chemischer Entwässerungsmittel lohnt es sich, diese viel sanfteren, aber sehr wertvollen Wirkungen voll zu nutzen, in Form von Nieren-Blasenteemischungen oder als spagyrische Essenzen.

Die Calciumantagonisten
Die Calciumkonzentration im Zellinnern der Muskelzellen des Herzens und der Arterienwände beträgt normalerweise nur ein Zehntausendstel derjenigen außerhalb der Zellen. Durch äußere Reize öffnen sich chemische Kanäle, so dass Calcium in die Muskelzellen einströmt. Dies bewirkt, dass sie sich zusammenziehen. Dies geschieht bei Bluthochdruck, so dass die arteriellen Gefäße und der Herzmuskel andauernd unter Spannung stehen. Die Calciumantagonisten hemmen diesen Calciumeinstrom. Dadurch verlangsamt sich der Herzrhythmus und entspannt sich die Muskulatur des Herzens, der Herzkranzgefäße und der kleinen, druckregulierenden Arterien im ganzen Körper. Das Blut verteilt sich ins Kapillarnetz, so dass der Gefäßwiderstand nachlässt und zudem nimmt die Herzleistung ab, so dass das Blut mit weniger Kraft in die Arterien geworfen wird. Durch die Erschlaffung der Herzkranzarterien dringt mehr Blut in den Herzmuskel ein.

Drei Gruppen von Arzneitypen mit dieser Wirkung heißen Nifedipin-Typ, Verapamil-Typ und Diltiazem-Typ. Arzneien vom Verapamil-Typ wirken stabilisierend auf das Reizleitungssystem des Herzens. Darum werden sie bei Herzrhythmusstörungen eingesetzt. Die Calciumantagonisten sind geeignet, wenn die Erschlaffung der Herzkranzgefäße wichtig ist, so bei Angina pectoris und beim Hochdruck im Lungenkreislauf u.a. Nebenwirkngen sind Beinödeme, ein langsamer oder seltener ein zu schneller Puls, Gesichtsrötung, Schwindel, Kopfschmerzen, Impotenz, Verstopfung, Schwellungen des Zahnfleisches oder allergische Reaktionen. Calcium-Antagonisten werden gerne mit ACE-Hemmern kombiniert, was das Hirnschlagsrisiko senkt und bei Diabetes die Nieren vor Schädigung schont. Jedoch schützen sie weniger gut vor Herzinfarkten und Herzversagen als andere Mittel.

Die Betablocker
Bei Bluthochdruck oder Angst erzeugt das sympathische Nervensystem im Nebennierenmark vermehrt das Stresshormon Adrenalin und an den Synapsen des Nervensysems Noradrenalin. Am Herzen bewirkt Adrenalin über Beta-1-Rezeptoren eine Steigerung der Auswurfkraft und der Herzfrequenz, so dass der Blutdruck steigt. Beta-2-Rezeptoren für Adrenalin sind an den Bronchien, der Gebärmutter, sowie in den Blutgefäßen vorhanden, wo die Wirkung nicht erwünscht ist. So wurden selektive Beta-1-Rezeptorblocker entwickelt (Agenolol, Bisoprolol, Metoprolol, Nebivolol, Esmolol, Betaxolol). Es gibt aber auch Beta-1-Rezeptoren in den Nieren, welche durch die Wirkung des Adrenalins Renin ausschütten. Man vermutet, dass die blockierende Wirkung auf das Renin-Angiotensin-System im Zentrum der Langzeitwirkung der Betablocker steht. Sie werden besonders bei Angina pectoris und nach einem Herzinfarkt und bei chronischem Herzversagen (Herzinsuffizienz) eingesetzt.

Betablocker verlangsamen den Puls bei Vorhofflimmern und stabilisieren den Herzrhythmus (darum werden sie als Klasse II Antiarrhythmika bezeichnet). Inzwischen werden sie auch bei vielen anderen Leiden eingesetzt, so bei Schilddrüsenüberfunktion, Zittern, erhöhtem inneren Augendruck (Glaukom), Migräne, Angstzuständen, Überdruck im Pfortaderkreislauf wegen Leberzirrhose zur Vermeidung von Blutungen in die Speiseröhre u.a. Sie dürfen nicht mit Calciumantagonisten kombiniert und nicht bei Asthma und chronisch obstruktiver Lungenkrankheit verwendet werden und nicht bei zu langsamem Puls und gewissen Störungen der Erregungsausbreitung im

Herzen. Bei zu langsamem Puls kann es zu sehr gefährlichen Stürzen durch Synkopen (kurzzeitiger Bewusstseinsverlust) kommen mit schwersten Kopfverletzungen.

Nebenwirkungen der Betablocker sind ein zu langsamer Puls, Asthma, Herzschwäche, Müdigkeit, Melancholie und Impotenz. Eine Schuppenflechte kann sich verstärken und eine Durchblutungsstörung bei verengter Beinarterie sich verschlechtern.

Blutdrucksenkende Arzneimittel der Naturheilkunde

Die Schlangenwurz (Rauwolfia serpentina)

Diese Heilpflanze war in Indien schon tausend Jahre vor unserer Zeitrechnung bekannt. Sie enthält verschiedene Alkaloide, darunter das bekannte Reserpin, mit sehr starker Wirkung, so dass sie rezeptpflichtig ist. Die Senkung des Blutdrucks bewirkt sie durch eine Hemmung des Blutdruckzentrums im Hirnstamm (Medulla oblongata). Zusätzlich wirkt sie ähnlich wie Valium beruhigend und Angst lösend. Vor 30 Jahren noch nutzte die universitäre Medizin eine Reihe von Kombinationen des Rauwolfiaalkaloids Reserpin mit chemischen Diuretika, die außer Mode gekommen sind, obschon sie sich bewährt hatten. Extrakte aus der ganzen Pflanze wirken besser auf den Blutdruck als das isolierte Reserpin. Die Rauwolfia muss sehr sorgsam dosiert werden, da sie in zu hoher Dosierung parkinsonähnliche Nebenwirkungen auslösen kann. Die Rauwolfia ist in der Behandlung des Bluthochdrucks zu Unrecht in den Hintergrund gedrängt worden. In vielen Fällen wirkt sie besser und mit weniger Nebenwirkungen als derzeit verwendete chemische Mittel. Aber sie muss vom Arzt mit Sachkenntnis und Sorgfalt dosiert werden.

Die Mistel (viscum album)

Sie hat sich zur Behandlung der leichten bis mittelschweren Hypertonie sehr bewährt und sie hat kaum Nebenwirkungen. Besonders gut bewährt hat sich ein Tee mit folgendem Rezept:

Rp. Herba visci albi
Fol. et Flor. crataegi
Fol melissae aa 100,0

Morgens und abends 2 Teelöffel dieser Mischung in einer Tasse heiß überbrühen, 10 Minuten ziehen lassen und langsam trinken. Crataegus, der Weißdorn, verbessert die Durchblutung in den Herzkranzgefäßen und die Melisse wirkt am Herzen beruhigend.

Folia Oleae (Olivenbaumblätter)

Als Abkochung oder Tinktur eingenommen senken sie den Blutdruck. Allerdings kann dieses Mittel den Magen reizen, so dass es nach dem Essen eingenommen werden muss.

Die Angina pectoris

Dies heißt „Brustenge“ und ist keine Krankheit, sondern ein Symptom, ein anfallsweiser Herzschmerz, der durch mangelnde Durchblutung eines Teils des Herzmuskels zustande kommt. In der Regel ist die Ursache eine arteriosklerotische Verengung eines oder mehrerer Herzkranzgefäße. Häufig und stark wird dieser Schmerz in der Mitte der vorderen Brustwand empfunden, oft sogar etwas mehr nach rechts reichend. Wenn schwächer, so strahlt er oft in beide Schultern oder die Magengegend, oder selten in den Hals und Unterkiefer (Buddenbrook-Syndrom) und in den linken Arm zum Kleinfinger oder in den Rücken. Ein Zahnwurzelabszess kann eine Angina pektoris auslösen oder auch überdecken. Oft ist der Schmerz von Angst und Schweißausbrüchen begleitet.

Die stabile Angina pectoris

Treten diese Beschwerden immer bei gleichartiger Belastung und immer ähnlich auf, spricht man von stabiler Angina pectoris. Diese Form ist typisch für die Arteriosklerose der Herzkranzgefäße (Koronarsklerose). Bei einigen Patienten lässt der Schmerz ohne Schonung nach einigen Minuten nach. Dieses Phänomen entsteht durch Umgehungskreisläufe im Herzen und muss ebenso unbedingt behandelt werden. Diese Anfälle können mit Nitroglycerin momentan gebessert werden, da dieses Medikament gefäßerweiternd wirkt. Die Prinzmetalangina tritt ohne körperliche Belastung in Erscheinung. Sie entsteht bei allgemeiner Überspanntheit als Stresssymptom, oft im Rahmen der „Managerkrankheit“. Die Angina-pectoris-Anfälle lösen sich ebenso schnell und gut mit einer homöopathischen Hochpotenz von Nitroglycerin (Glonoinum in der tausendsten Potenz), wie mit dem substantiellen Medikament, mit dem Vorteil, dass es schneller wirkt und dass danach keine Nebenwirkungen (Kopfschmerzen, flush) auftreten. Wir geben den Patienten beides als Notfallmedikation mit. Sollte es vorkommen, dass Glonoinum nicht sofort wirkt, soll sofort Nitroglycerin angewendet werden. Sollte auch dieses nicht rasch wirken, ist ein Herzinfarkt möglich und der Patient muss sofort in eine Notfallstation gebracht werden.

Die instabile Angina pectoris

Ein erstmaliges Auftreten oder Andauern des Schmerzes ist mit hohem Herzinfarktrisiko verbunden. Instabil ist die Angina pectoris auch, wenn der Schmerz allmählich zunimmt oder mehrere Anfälle immer stärker werden oder immer häufiger oder innert zwei Wochen nach einem durchgemachten Herzinfarkt schon wieder auftreten.
Die Ursache der instabilen Angina pectoris sind arteriosklerotische Veränderungen der Herzkranzgefäße, die zu einem Einriss in der Gefäßwand geführt haben. Hierauf kann sich ein Blutgerinnsel (Thrombus) bilden, der das Gefäß verschließt und den Herzinfarkt auslöst. Eine Form instabiler Angina pectoris tritt nachts im Liegen auf, da der venöse Rückfluss im Liegen ein geschwächtes Herz überlastet.

Die CSS Klassifikation der Kardiologie unterscheidet vier Schweregrade:

1. Nur bei schneller, starker Belastung auftretend
2. Beim schnellen Gehen oder Treppensteigen oder nach Mahlzeiten auftretend. Bei mehr als einer Treppe oder ab 100 m Gehstrecke, sowie bei Kälte oder emotionalem Stress.
3. Deutliche Einschränkung des körperlichen Aktivität, beim Gehen von weniger 100 Metern oder Treppensteigen von einer Etage in normaler Geschwindigkeit.
4. Angina pectoris in Ruhe und bei geringer Belastung.

In Deutschland gibt es jährlich rund 300000 Spitaleinweisungen wegen Angina pectoris, dem häufigsten Grund einer Notfallaufnahme. Im Anfall soll absolute Ruhe eingehalten werden, mit 30° erhöhtem Oberkörper und Gabe von Nitroglycerin. Sollte der Anfall nicht innert 15 Minuten vorbei sein, so ist der Herbeiruf eines Notarztes und ein EKG (Elektrokardiogramm) dringend. Nitroglycerin setzt Nitroxygen (Stickoxyd, NO) frei, das stark gefäßerweiternd wirkt. Beim Herzinfarkt ist Nitroglycerin unwirksam gegen den Schmerz. Dann wird die Infarktbehandlung sofort eingeleitet.

Die Verhütung und Therapie des Herzinfarkts

Entscheidend ist bei stabiler und instabiler Angina pectoris die rechtzeitige Therapie der Ursachen, wie sie in diesem Buch angegeben sind, bevor es zum Herzinfarkt kommt. Die Herzkatheteruntersuchung erlaubt oft die Einlage eines STENTs in eines oder mehrere verengte Gefäße. Der STENT ist eine Notlösung in letzter Minute und keine wirkliche Heilung, da sich Stellen, die mit einem STENT versorgt wurden, viel eher wieder verschließen.

Der Herzinfarkt

Der Herzinfarkt ist eine der häufigsten Todesursachen in den Industrieländern. In England und Ungarn sind es 500 Infarkte pro 100000 Einwohner und Jahr, in Skandinavien 400, 300 in Deutschland, 200 bis 300 in Frankreich und der Schweiz und im Mittelmeergebiet und in Japan weniger als 100 jährliche Infarkte pro 100000 Einwohner. In Deutschland hat die Häufigkeit der Infarkte in den Jahren 2000 bis 2011 von 67000 auf 52000 etwas abgenommen.

Meistens wird der Infarkt durch Blutgerinnsel in einer arteriosklerotischen Engstelle eines Herzkranzgefäßes ausgelöst. Leitsymptom ist ein plötzlich auftretender Brustschmerz, der vorwiegend linksseitig in die Schultern, Arme, Unterkiefer, Rücken und den Oberbauch ausstrahlen kann, oft begleitet von großer Angst und Unruhe, kaltem Schweiß, Übelkeit, evtl. Erbrechen. Aber in ¼ der Fälle spürt man wenig oder überhaupt nichts (stummer Infarkt). Am Anfang gibt es oft gefährliche Herzrhythmusstörungen oder Kammerflimmern. Da kommt meist jede Hilfe zu spät.

Dauern die typischen Schmerzen 20 Minuten, spricht man von einem akuten Koronarsyndrom. Wenn im Elektrokardiogramm (EKG) die typische ST-Hebung zu erkennen ist, ist die Diagnose klar (STEMI = ST-elevation myocardial infarction). Aber es gibt auch Herzinfarkte ohne diese Anhebung der ST-Stecke im EKG (NSTEMI = non ST-elevation myocardial infarction), die man von einer instabilen Angina pectoris nur durch Laboruntersuchungen (Troponin CK_{MB} u.a.) unterscheiden kann. Geht das zerstörte Herzmuskelgewebe durch die ganze Herzwand hindurch, so erscheint nach 12 bis 24 Stunden im EKG eine Q-Welle. Das Absterben des Muskels beginnt nach 15–30 Minuten und geschieht von innen nach außen. 75 % der Infarkte entstehen an Stellen nur leichter arteriosklerotischer Veränderung, 25 % durch einen Einriss der Plaque mit Blutgerinnsel (Thrombus).

Leidet man über Jahre an einer Angina pectoris ohne Arteriosklerose (Prinzmetal Angina), so kann die Verkrampfung auch einen Infarkt auslösen. Selten kann auch eine Herzentzündungen (Carditis) oder ein Tumor am Herzen einen Infarkt auslösen.

Ist die rechte Koronararterie (RCA) betroffen, entsteht ein Hinterwandinfarkt, ist es die linke Koronararterie (LCA), ein Vorderwandinfarkt. Kleine Infarkte entstehen wenn der Gefäßverschluss in einem weit entfernten, kleineren Gefäßast geschieht, große, wenn ein Hauptstamm betroffen ist. Die linke Koronararterie ist stärker verästelt. Ihr Hauptstamm (LCA) ist kurz und teilt sich sofort auf in einen Ast, der um das Herz herumreicht (Ramus zircumflexus = RCX) und einen Ast, der zwischen den Herzkammern (Ventrikeln) hinabreicht (Ramus interventricularis = RIVA). Ein Infarkt im zircumflexus (RCX-Ast) erzeugt einen Hinterwandinfarkt (posteriorer Infarkt). Ein Verschluss am Anfang des RIVA-Astes erzeugt einen großen Vorderwandinfarkt. Ein weit entfernt gelegener Verschluss des RIVA-Astes bewirkt einen Infarkt in der Trennwand zwischen den beiden

Herzkammern (septaler Infarkt). Ein Herzinfarkt geschieht häufiger in der linken Herzkranzarterie als in der rechten.

Die Risikofaktoren für einen Herzinfarkt

Als größte Risikofaktoren für einen Infarkt gelten: Rauchen, Diabetes, Übergewicht, Bluthochdruck, Fehlernährung, mangelnde Bewegung und familiäre Häufung.
Faktoren wie ständiger Ärger, Wut, Kränkungen, chronischer Stress, Depression wirken sich negativ aus auf das Herzinfarktrisiko.
Viele in den Niederungen und Städten lebende Menschen leiden an Vitamin D-Mangel, zumal die meisten keine Sonnenbestrahlung ohne Schutzcreme mehr wagen. Im Winterhalbjahr dringt das UVB-Licht der Sonne, welches das Vitamin D aktiviert, nicht durch die Dunstschichten hindurch. Bei Vitamin-D-Mangel ist das Herzinfarktrisiko ebenfalls erhöht. Darum ist es ganz wichtig, im Sommer oft 20 Minuten Sonnenbestrahlung jeder Körperseite ohne Schutzcrème zu genießen, bei bedecktem Kopf und erst dann entweder an den Schatten zu gehen oder eine rasch wirksame kristalline Sonnencreme anzuwenden. Menschen der Blutgruppe A erleiden mehr Infarkte, auch Menschen mit einer Migräne mit Vorboten (Aura). In sozial benachteiligten Stadtvierteln und bei hoher Feinstaubbelastung der Luft, sind Infarkte häufiger.

Die Betreuung eines Menschen mit Herzinfarkt

Hält ein typischer Herzschmerz trotz Nitroglycerin an, muss sofort und direkt der Rettungsdienst (Nr. 112) gerufen werden. Auf keinen Fall soll man selbst in die Klinik fahren. In der ersten Stunde ist die Gefahr eines Herzstillstandes durch Kammerflimmern groß. An Orten, wo sehr viele Leute sind, zum Beispiel in den zahlreichen „Einkaufstempeln" unserer Zeit, gibt es einen automatisierten Defibrillator, den Laien bedienen können. Seine Anwendung kann ein Leben retten.

Die Therapie durch das Fachpersonal geschieht unter Überwachung der Sauerstoffsättigung des Blutes und des EKG und des Blutdrucks mit Nitroglycerin, Morphin, Acetylsalicylsäure, Heparin zur Hemmung weiterer Blutgerinnung und Clopidogrel. Dann versucht man das verstopfte Gefäß zu eröffnen. Deshalb verabreicht der Notdienst beim ST-Hebungsinfarkt (STEMI) bereits im Krankenwagen ein Medikament (Streptokinase), um den Thrombus aufzulösen (Thrombolysetherapie). In der Notfallstation angekommen versucht man durch das Einführen eines Herzkatheters die verschlossene Stelle wieder zu eröffnen (Ballonkatheterdilatation mit STENT-Einlage). Bei einem NSTEMI-Infarkt ist beides nicht möglich.

Sind die ersten 2 Stunden überstanden, lässt die Gefahr das Kammerflimmerns allmählich nach. Heute überleben knapp 90 % der Betroffenen einen Herzinfarkt, und 75 % der über 75-Jährigen. Durch die gute Organisation der Notfalltherapie beim Herzinfarkt, konnte die Sterblichkeit seit 1980 halbiert werden[189].

Komplikationen des Herzinfarkts

Häufig entstehen oft bleibende Herzrhythmusstörungen. Sind mehr als 30 % der Herzmuskulatur zerstört, kann es zu einem Kreislaufversagen kommen (kardialer Schock). Dieser ist das zweitgrößte Todesrisiko eines Herzinfarkts. Große Infarktareale buchten sich nach außen in den Herzbeutel aus und riskieren zu platzen (Herztamponade) oder es bilden sich Blutgerinnsel in einer solchen Vorwölbung mit großer Emboliegefahr (Thromboembolie), wobei das Gerinnsel ins Gehirn oder in die Lunge verschleppt wird. Ist die Herzscheidewand (Septum) betroffen, so kann es zu einem Loch zwischen den Herzkammern kommen, mit gefährlicher, akuter Rechtsherzüberlastung. Beim Hinterwandinfarkt stirbt der Teil des Muskels (Papillarmuskel) ab, der das Segel der Mitralklappe halten muss. Die Mitralklappe muss die linke Herzkammer gegen den Vorhof schließen. Wird die Mitralklappe undicht, so weicht das Blut bei jedem Herzschlag in den linken Vorhof zurück. Dadurch werden Vorhof und Kammer überlastet, und überdehnt sich die Wand des linken Vorhofs, was das Reizleitungssystem beschädigt. So entstehen Herzrhythmusstörungen. In den ersten 2 Monaten nach einem Herzinfarkt besteht die Gefahr, dass sich der Herzbeutel entzündet (Pericarditis).

Die Verhütung des Herzinfarkts

Viele Menschen verlassen sich heute auf die gute Notfallversorgung und die technischen Möglichkeiten der kardiologischen Akribie. Man lebt so, wie alle leben und erkennt nicht die große Tragik, und nicht das große Leid, das nach einem Herzinfarkt beginnt. Plötzlich ist man alt, kränklich und schwach geworden, abhängig von der sorgsamen Betreuung durch die Mitmenschen, den Hausarzt und den Kardiologen. Man weiß nicht, wie lange das alles so gehen wird, wie lange man noch ein annehmbares Leben erwarten kann. Die moderne medizinische Forschung hat in letzter Zeit die Ursachen der koronaren Herzkrankheit und der Arteriosklerose im Allgemeinen meisterhaft aufgeklärt. Die Verhütung solcher Katastrophen ist mit Sicherheit möglich. Dieses Buch gibt jedem Einzelnen das Wissen und die praktische Anleitung in die Hand, die ihm ermöglicht, seine Lebensweise und Ernährung in Ordnung zu bringen. Die frühzeitige Neuordnung der Lebensweise und der Ernährung ist die einzige anhaltend wirksame Therapie bei dieser Krankheit. Es braucht den nötigen Mut und die nötige Intelligenz, die Tragik dieser Katastrophe vorauszusehen und die Verhütung weiterer Katastrophen anzupacken.

Die Herzinsuffizienz oder das chronische Herzversagen

Der Bluthochdruck wird meistens zur lebenslangen Krankheit, da die Ursachen nicht beseitigt werden und er nur unterdrückend durch Medikamente behandelt wird. Das Herz passt sich an, indem es seine Muskulatur verdickt (Hypertrophie). So kann es über mehr oder weniger lange Zeit die Überlastung kompensieren, bis es nicht mehr mag. Dann wird der Herzmuskel schwach und auch der linke Vorhof mag die linke Herzkammer nicht mehr richtig füllen, so dass er erschlafft. Dies schädigt die Erregungsleitungsbahnen. Dadurch entsteht über kurz oder lang ein Vorhofflimmern. Durch das Versagen der Auswurfleistung des linken Herzens (forward failure) entsteht Müdigkeit und Erschöpfung bei anfangs größerer, später schon bei geringer Anstrengung, bis sogar in Ruhe das Herz nur noch schwach und schnell schlägt. Dadurch lässt die Sauerstoffversorgung im ganzen Körper nach, was an einer blauen Verfärbung (Cyanose) besonders an den Fingern, Zehen und an den Lippen zu erkennen ist. Vom versagenden, schwachen linken Herzen staut sich das Blut in die Lungen zurück (backward failure), bis Wasser ins Lungengewebe austritt (Lungenödem). Dieses macht sich durch Atemnot und Rasselgeräusche beim Atmen und flüssig-schaumigen Auswurf bemerkbar und verlangt sofortige ärztliche Hilfe.

Beim Lungenhochdruck (pulmonale Hypertonie) verdicken sich die Muskelwände der rechten Herzkammer (Rechtshypertrophie). Das rechte Herz erschöpft sich viel schneller als des linke. So kommt es zum Rechtsherzversagen (Rechtsherzinsuffizienz). Bei schwachem rechtem Herzen kann das Blut in der Lunge nicht genug Sauerstoff aufnehmen (forward filure), zumal die Lunge in der Regel selbst geschädigt ist (chronic pulmonary obstrucive disease COPD). Bei schwachem rechtem Herzen staut sich das Blut in die Körpervenen zurück und es tritt Wasser in die Gewebe der Beine (Ödeme), später auch am Körper (Anasarka) aus.

Die Herzinsuffizienz ist eine der häufigsten internistischen Erkrankungen. Man schätzt, dass in Europa etwa 10 Millionen Menschen an diesem chronischen Herzversagen leiden und behandelt werden. Man schätzt auch, dass zusätzliche 10 Millionen eine Herzmuskelschwäche aufweisen, die noch nicht zu den Symptomen des Herzversagens geführt haben (kompensierte Herzinsuffizienz). Einer von 100 unter den 45- bis 55-jährigen Menschen leidet an Herzinsuffizienz und etwa jeder zehnte der über 80-jährigen. Ein Mangel an Vitamin D, Eisen oder Selen begünstigt die Herzmuskelschwäche. Seltene Ursachen sind u.a. eine schwere Blutarmut, eine Schilddrüsenüberfunktion oder eine Entzündung des Herzens selbst (Karditis). Menschen mit Herzinsuffizienz leiden sehr und ganz besonders durch die Atemnot (Dyspnoe). Diese verstärkt sich oft nach Hinlegen, so dass die Betroffenen in schweren Fällen an bedrohlichen nächtlichen Anfällen von Atemnot und Husten leiden, die sie dazu zwingen, mit aufgerichtetem Oberkörper oder in einem Lehnstuhl sitzend zu schlafen (Orthopnoe).

Bei Herzinsuffizienz sind meistens noch andere Störungen und Krankheiten vorhanden, wie die koronare Herzkrankheit, Adipositas, Fettstoffwechselstörung und Diabetes. Oft besteht auch eine Nierenschwäche (Niereninsuffizienz), Blutarmut (Anämie), chronisch obstruktive Lungenkrankheit (COPD), Muskelschwund und Unterernährung. Wegen des Sauerstoffmangels im Blut ist die Atmung nachts oft von langen Pausen unterbrochen (Schlaf-Apnoesyndrom), was das rechte Herz zusätzlich belastet.

Beginnt man die Therapie rechtzeitig, so kann die Herzinsuffizienz oft erfolgreich angegangen werden, zum Beispiel durch das Einsetzen einer künstlichen Herzklappe oder eines STENTs in ein verengtes Herzkranzgefäß. Durch Gewichtsreduktion, Blutdrucktherapie und Wasserausscheidung (Diuretika) versucht man das Herz zu entlasten und die Auswurfleistung durch Digitalispräparate zu verbessern.

Die diätetische Therapie der Herzinsuffizienz

Meist haben die Patienten schon viele erfolglose Versuche der Gewichtsreduktion hinter sich. Bei reiner Kalorienreduktion kann diese auch gar nicht gelingen, da übergewichtige Menschen bezüglich der Vitalstoffe in einem Hungerzustand leben.

Nach unserer Erfahrung kann gerade bei der Herzinsuffizienz die vegetabile Frischkost lebensrettend sein. Hier beginnen wir mit frisch zentrifugierten Obst- und Gemüsesäften und Mandelmilch (Diätstufe I). Dadurch setzt eine kräftige Harnausscheidung (Diurese) ein, so dass die Ödeme und damit das Körpergewicht und vor allem die Atemnot rasch und sehr bedeutend zurückgehen.
Die Entwässerung und Entgiftung durch die Frischsaft/Mandelmilchdiät bessert auch die diabetische Stoffwechsellage und gibt dem Körper Vitalstoffe, sekundäre Pflanzenstoffe und Quanten hochgeordneter Energie, die in der bisherigen Ernährung fehlten. Die sorgsame Begleitung durch den erfahrenen Arzt ist wichtig. Blutwerte, besonders das Blutbild, Kreatinin, Kalium, Natrium, Magnesium und Selen müssen überwacht werden. Bei dieser Diät fühlen sich die Patienten innert weniger Wochen deutlich besser, können besser atmen und schlafen und der erwünschte Gewichtsverlust bei gleichzeitiger Anreicherung mit biologischer Energie und Vitalstoffen bringt das Herz meistens in einen kompensierten Zustand zurück. Diese Therapie der Herzinsuffizienz ist ein gangbarer, wissenschaftlich begründeter[190, 191] und dankbarer Weg für den Patienten und seinen Arzt, ein Weg, der sich lohnt.

Die Herzklappenfehler

Wenn man von den seltenen angeborenen Herzklappenfehlern der Kinder absieht, die möglichst früh operiert werden müssen, entsteht ein Verlust der Abdichtung einer Herzklappe (Insuffizienz) oder Verengungen (Stenose) entweder durch Entzündung (Endocarditis) oder durch Degeneration um Rahmen der Arteriosklerose.

Die Mitralklappenstenose

Die Mitralklappe befindet sich im linken Herzen zwischen linkem Vorhof und linker Kammer. Zwei Klappensegel aus zähem Bindegewebe sind an Sehnenfäden ausgespannt, die an Erhebungen aus Herzmuskulatur (Papillen) der linken Kammer befestigt sind. In der Entspannungsphase der linken Herzkammer (Diastole) füllt sich diese, indem der linke Vorhof sie durch die Mitralklappe hindurch mit Blut auffüllt. Beim Auswerfen des Blutes in die Aorta schließt sich die Mitralklappe dicht ab, so dass kein Blut der Kammer in den Vorhof zurückweichen kann.

Die Mitralklappenstenose ist eine Verengung dieser Klappe, so dass das Blut zu wenig rasch vom Vorhof in die Kammer gepumpt werden kann. Sie ist weltweit der häufigste erworbene Herzklappenfehler. Die häufigste Ursache ist das rheumatische Fieber, das einer Infektion der Mandeln (Angina) mit β-hämolysierenden Streptokokken der Gruppe A folgt. Oft verläuft die Angina relativ mild. Danach entsteht eine rheumatische Systemerkrankung im Herzen, in den Gelenken (Juvenile rheumatische Polyarthritis oder Stillsche Krankheit), die sich auch auf das Corpus striatum im Hirnstamm ausdehnen kann, so dass eine Bewegungsstörung mit drehenden Automatismen entsteht (Chorea minor, Veitstanz). Oft sieht man auch ringförmige Rötungen der Haut (Erythema anulare).

Im Herzen befällt das rheumatische Fieber besonders die Innenschicht (Endocarditis), die Mitralklappe und in etwa 40 % gleichzeitig die Aortenklappe. Auch die anderen Schichten des Herzens sind oft mitbefallen (Pancarditis). An dieser sterben noch heute 1–2 von 100 der betroffenen Kinder und Jugendlichen, Erwachsene dagegen nur ganz selten. Glücklicherweise ist die rheumatische Karditis selten geworden, da die Streptokokken mit Penicillin behandelt werden können. Zu 50 % hinterlässt die rheumatische Karditis eine chronisch-rheumatische Herzkrankheit. An den Klappen hinterlassen die Entzündungen Verklebungen und Vernarbungen, welche zur Einengung der Klappenöffnung (Stenose) führen.
Aber auch eine bakterielle Entzündung der Herzinnenschicht, die bakterielle Endokarditis, kann eine Mitralklappenstenose hinterlassen. Menschen mit Herzklappenfehlern sind anfällig für solche Entzündungen der Herzinnenschicht, so dass sie sich bei Infektionen oder Zahnbehandlungen mit Penicillin schützen müssen (Endocarditisprophylaxe).

Verkleinert sich die Öffnung der Mitralklappe um mehr als die Hälfte, so wird dies für den Lungenkreislauf problematisch (hämodynamisch wirksame Stenose), denn das Blut wird in den linken Vorhof zurückgestaut, der sich durch den erhöhten Druck überdehnt. Dies zerstört die Reizleitungsbahnen in seiner Wand und führt über kurz oder lang zu Vorhofflimmern. Der Rückstau in die Lungenvenen erhöht den Gefäßdruck im Lungenkreislauf, so dass ein Lungenhochdruck entsteht, der das rechte Herz rasch schädigt (pulmonale Hypertonie).

Therapeutisch kann manchmal die Klappe mit dem Ballonkatheter aufgedehnt werden (Valvuloplastie). Geht dies nicht, so muss eine operative Rekonstruktion der Klappe oder ein Klappenersatz durch eine künstliche oder biologische Klappe erwogen werden. Dadurch kann die Lebenserwartung um ca. 80 % gesteigert werden.

Die Mitralklappeninsuffizienz

Hierbei schließt die Mitralklappe zwischen linkem Vorhof und Kammer nicht dicht, so dass bei jedem Auswurf aus der Kammer Blut in den Vorhof zurückweicht. Nur ganz selten ist sie angeboren. Wie die Stenose kann sie auch die Folge eines rheumatischen Fiebers sein. In aller Regel sind aber degenerative Veränderungen der Klappe im Rahmen der Arteriosklerose schuld. Akut kann sie bei einem Hinterwandinfarkt auftreten, da eines der Klappensegel an der Herzmuskulatur befestigt ist. Dies ist ein schwerwiegender Zustand und bedarf meistens sofortiger operativer Korrektur. Angeborene Krankheiten des Herzmuskels (Kardiomyopathien) sind selten, häufiger aber ein angeborener Mitralklappenprolaps. Diesen findet man bei Menschen mit Bindegewebsschwäche, so dass die Klappensegel zu schlaff sind und nicht gut schließen.

Die Mitralklappeninsuffizienz ist in so genannten Entwicklungsländern die häufigste Schädigung des Herzens der Kinder. Immerhin erkrankt in England und den USA heute immer noch jedes fünfzigste Kind an rheumatischem Fieber. In der Framingham Studie mit 3589 Erwachsenen hatte jeder fünfte eine Mitralklappeninsuffizienz, Frauen und Männer gleich viel. 11 bis 59 % der Patienten nach einem Herzinfarkt haben eine Mitralinsuffizienz und fast 90 % aller über 70-jährigen Patienten mit Herzinsuffizienz. In Japan ist eine leichte Mitralinsuffizienz sehr häufig.

Der normale Druck im linken Vorhof beträgt 8 mm Hg, in der Kammer 120 mm Hg. Der Druckanstieg im linken Vorhof wirkt sich ähnlich aus wie bei der Stenose, mit Lungenhochdruck, Erweiterung des linken Vorhofs, Vorhofflimmern, Überlastung des rechten Herzens bis zum chronischen Rechtsherzversagen meistens beider Herzkammern (biventrikuläre Herzinsuffizienz)

Eine weitere Ursache sind Medikamente, Chemotherapie und Bestrahlungen zur Krebstherapie. Zytostatika schädigen teils den Herzmuskel (z.B. Anthrazyklin, Doxorubicin, Daunorubicin). Das Mitralklappensegel ist mit Sehnenfäden am Herzmuskel befestigt. Darum bewirkt ein Muskelschaden eine Mitralinsuffizienz.

Bei undichter Mitralklappe ist man anfällig für eine bakterielle Endokarditis (Herzinnenschichtentzündung), da im Blut zirkulierende Bakterien sich leichter an der beschädigten Herzklappe ansiedeln können. Daher muss man bei einer Zahnentfernung, Eiterungen aller Art und auch bei einer Dickdarmspiegelung sich mit Penicillin dagegen schützen. Der Arzt stellt einen Endokarditispass aus, damit man in dieser Situation Penicillin verschrieben bekommt.

Die chirurgische Therapie entspricht derjenigen der Stenose: Eine operative Rekonstruktion der Klappe oder ein Klappenersatz durch eine künstliche oder biologische Klappe kann erwogen werden. Oft wird versucht, mit dem Herzkatheter eine Art künstliche Klemme einzusetzen, welche die Klappe besser abdichten soll. Die chirurgischen Eingriffe haben ein relativ hohes Risiko, doch kann, wenn der Eingriff gelingt, die Lebenserwartung sehr bedeutend verbessert werden. Menschen mit einer nur leichten Mitralinsuffizienz haben eine normale Lebenserwartung. Wer eine künstliche Klappe in seinem Herzen hat, benötigt meist dauerhaft eine Antikoagulation (Gerinnungshemmung), da an künstlichen Klappen sich leichter Blutgerinnsel bilden, die als Embolie zum Gehirns abgehen können (Apoplexie).

Die Aortenklappenstenose

Es gibt angeborene Formen, die im Kindesalter operativ korrigiert werden müssen.
Die erworbene Aortenklappenverengung entsteht entweder im Kindes- und Jugendlichenalter durch das rheumatische Fieber nach bakterieller Infektion meist der Mandeln (β-hämolysierende Streptokokken der Gruppe A). Die rheumatische Herzentzündung beschädigt in der Regel auch die Mitralklappe. Diese Krankheit ist in den Industrieländern selten geworden. Durch bakterielle Infektion entsteht die erworbene Aortenstenose durch eine bakterielle Entzündung der Herzinnenschicht (Endokarditis). Menschen die bereits Schäden an den Herzklappen haben, sind gefährdeter und müssen einen Endokarditispass mit sich tragen, damit sie immer rechtzeitig durch Penicillin geschützt werden können.

Die weitaus häufigste Ursache der Aortenklappenverengung sind degenerative Veränderungen an den Klappentaschen im Rahmen der Arteriosklerose. 3 von hundert über 75-jährigen Menschen leiden hieran. Die Klappentaschen verkleben und verkalken durch eine degenerative Entzündung, ähnlich derjenigen der Gefäßwände bei der Arteriosklerose.
Als Ursache wirken denn auch dieselben Risikofaktoren. Lässt die Leistungsfähigkeit der Nieren nach (Niereninsuffizienz, erhöhtes Kreatinin), so erhöht sich das Risiko zusätzlich, oder auch durch erhöhten Kalziumgehalt im Blut bei längerer Bettlägerigkeit oder durch das Einnehmen von Kalziumtabletten.

Nicht selten sind Menschen, deren Aortenklappe nur zwei statt drei Klappentaschen hat, was häufiger zur Verkalkung und Verengung führt (bicuspide Aortenklappe).

Die Verengung der Aortenklappe gibt der linken Herzkammer, je nach Verengungsgrad, einen mehr oder weniger stark erhöhten Widerstand. Das linke Herz ist erstaunlich anpassungsfähig. Es verdickt seine Muskelschichten (Hypertrophie). Verengt sich die Klappe auf ¼ der normalen Öffnung, so kann das Herz die Mehrbelastung nicht mehr kompensieren. Dann beginnt das Linksherzversagen mit verminderter Blutversorgung im Kopf und im ganzen Körper (Vorwärtsversagen) und Rückstau in den linken Vorhof und in die Lunge. Auch hier erweitert sich der überlastete Vorhof bis Vorhofflimmern auftritt. Durch den Rückstau in die Lunge entsteht Atemnot, bis hin zum akuten Zustand des Lungenödems (Wasserlunge), der meist eine Notfalleinweisung ins Spital erfordert. Durch den Rückstau erhöht sich auch der Druck im Lungenkreislauf und schädigt das rechte Herz, bis es zum chronischen Versagen des ganzen Herzens kommt (biventrikuläre Herzinsuffizienz).

Ernste Belastungzeichen sind: Atemnot bei Anstrengung, Angina pectoris und plötzlicher Bewusstseinsverlust bei Anstrengung (Synkope). Die Symptomentrias ist typisch für die Aortenklappenstenose und zeigt an, dass – ohne Korrektur der Aortenklappe – die Überlebenszeit auf 3 Jahre begrenzt ist.

Eine leichte Verengung der Aortenklappe muss jährlich vom Kardiologen durch die Dopplerechokardiographie überwacht werden. Bei manchen Menschen nimmt die Verengung kaum zu, bei anderen schneller, besonders, wenn die Klappe bereits verkalkt ist. Im Durchschnitt verengt sich die Klappe jährlich um 0,12 cm^2.

Therapeutisch kann auch hier eine Ballonkatheterdilatation versucht werden. Allerdings verengt sich die Klappe danach meistens rasch wieder, so dass diese Methode nur noch bei hohem Operationsrisiko erwogen wird. Ein chirurgischer Ersatz durch eine biologische oder künstliche Klappe mit Ersatzkreislauf durch die Herz-Lungenmaschine hat ein bedeutendes Risiko. Es ist auch ein minimal invasiver Klappenersatz möglich geworden, für Patienten mit zu hohem Operationsrisiko (TAVI = transcatheter aortic-valve implantation). Mit einem Katheter, der über die Leistengefäße oder durch einen kleinen Schnitt am Brustkorb eingeführt wird, presst man die künstliche Klappe mit dem Druck eines Katheterballons in die verkalkte Klappe hinein. Damit kann die Lebenserwartung der Patienten einigermaßen erhöht werden. Danach benötigt man dauerhaft eine Gerinnungshemmung (Antikoagulation).

Bei Verengung der Aortenklappe ist die Durchblutung der Herzkranzgefäße vermindert. Darum darf man weder Nitroglycerin, noch blutdrucksenkende ACE-Hemmer, noch Calciumantagonisten einnehmen, sondern höchstens Diuretika zur Verminderung des Kreislaufvolumens, in vorsichtiger Dosierung.

Patienten mit nur leichter Aortenstenose dürfen sich normal belasten. Bei mittelschwerer Verengung und erst recht bei schwerer Stenose ist Zurückhaltung geboten.

Die Aortenklappeninsuffizienz

Die Ursachen sind dieselben wie bei der Verengung. Hinzu kommen seltene Erkrankungen der Bindegewebe. Eine Aufspaltung der Aorta durch fortgeschrittene Arteriosklerose (Aneurysma dissecans) kann die Aortenklappe beschädigen, so dass sie undicht wird.

Das linke Herz wirft bei jeder Kontraktion 40 bis 70 ml Blut in die Aorta. Ist die Klappe undicht, so weicht in der Erschlaffungsphase (Diastole) jedes Mal ein Teil davon wieder zurück in die Herzkammer. Typisch hierfür ist ein großer Unterschied zwischen oberem (systolischem) und unterem (diastolischem) Blutdruck (erhöhte Blutdruckamplitude). Das Pendelblut bewirkt eine Volumenbelastung der linken Herzkammer. Die linke Kammer reagiert mit Muskelaufbau (exzentrische Hypertrophie). Oft kann sie über viele Jahre die Mehrarbeit leisten. Ist dies nicht mehr möglich, so steigt der Druck in der linken Herzkammer am Ende der Erschlaffungsphase an (enddiastolischer Druck). Die Mitralklappe schließt sich vorzeitig und es entsteht ein chronisches Linksherzversagen (Linksherzinsuffizienz) wie bei der Stenose, mit all ihren Folgen.

Eine leichte Aorteninsuffizienz bedarf der Überwachung und muss nicht behandelt werden. Reduziert sich die Auswurfleistung um die Hälfte oder leidet der Patient an Atemnot, so wird eine operative Rekonstruktion der Klappe oder ein Ersatz durch eine tierische oder künstliche Aortenklappe erwogen.

Die Pulmonalklappenstenose

Verengungen der Klappe, durch die der Blutauswurf aus der rechten Herzkammer in die Lungenschlagader erfolgt, sind meistens angeboren und selten. Leichte Verengungen bedürfen keiner Therapie. Stärkere Verengungen bewirken Kurzatmigkeit. Bei körperlicher Belastung werden die Lippen bläulich (Lippenzyanose). Oft kann die Verengung operativ behoben werden.

Die Pulmonalklappeninsuffizienz

Ein leichtes Zurückfließen von der Lungenschlagader durch die dreiteilige Pulmonalklappe ist häufig und belastet das Herz kaum. Darum nennt man sie auch „physiologische Pulmonalklappeninsuffizienz.
Eine stärkere Undichtheit entsteht häufig bei der Herzinnenschichtentzündung, der Endocarditis. Aber auch ein Hochdruck im Lungenkreislauf (pulmonale Hypertonie) überdehnt mit der Zeit die Pulmonalklappe, so dass sie undicht wird.
Die Echocardiographie kann die Rückflussgeschwindigkeit des Pendelblutes messen und daraus den Druck in der Lungenschlagader berechnen. Eine gefährliche Pulmonalklappeninsuffizienz ist viel seltener als die Verengung dieser Klappe.

Die Tricuspidalklappenstenose

Die Verengung der mit drei Segeln ausgestatteten Klappe zwischen dem rechten Vorhof und der rechten Herzkammer entsteht durch das rheumatische Fieber, meistens zusammen mit einer Beschädigung der Mitralklappe. Sie macht sich vor allem durch den Rückstau des Blutes in die Hohlvenen des Körperkreislaufs bemerkbar. Der dadurch erhöhte Venendruck im großen Kreislauf bewirkt Wassersucht (Ödeme) in den Gliedern und in der Bauchhöhle (Aszites). Dieser Klappenfehler wird durch chirurgische Eröffnung (Valvulotomie) oder durch eine künstliche Herzklappe behoben.

Die Tricuspidalklappeninsuffizienz

Die Ursache ist meistens eine Lungenembolie oder ein erhöhter Lungenarteriendruck durch Lungenkrankheiten. Auch hier bewirkt die Undichtheit der drei Klappensegel den Rückfluss von Blut aus der rechten Herzkammer in den rechten Vorhof (Pendelblut).

Leichte Undichtheiten entdeckt man bei der Echokardiographie bei bis zu 89 % der Erwachsenen, besonders bei Sportlern, die bis zur Herzvergrößerung (Hypertrophie) trainieren. Sie sind in der Regel harmlos (physiologische Insuffizienz). Stärkere Formen der Tricuspidalklappeninsuffizienz sind selten angeboren und meist mit anderen Herzfehlern kombiniert. Erworbene Undichtheiten entstehen durch die Überdehnung des Klappenrings bei Lungenhochdruck (pulmonale Hypertonie) oder akut durch eine Lungenembolie. Wenn ein Gerinnsel in ein großes Lungengefäß abgeht, wird der Lungenarteriendruck augenblicklich massiv erhöht. Dabei wird die Klappe sofort undicht.

Die Tricuspidalklappeninsuffienz ist ein relaitv häufiger Klappenfehler. Genaue Zahlen sind aber nicht bekannt. Pendelt mehr als 60 cm^3 Blut zwischen rechter Herzkammer und rechtem Vorhof, so ist dies schwerwiegend. Entsteht dies akut, so kann es zum Teil zu lebensbedrohlichen Störungen kommen. Der Druck in den Hohlvenen erhöht sich auf 50 mm Hg und bewirkt eine akute Venenstauung in der Leber, in den Halsvenen und in allen Körpervenen. Ist das akute Stadium überwunden oder entsteht die Insuffizienz langsam, so vergrößert sich zuerst der

Vorhof, oft bis auf das Drei- bis Vierfache und die rechte Kammer baut mehr Muskulatur auf (Hypertrophie). Die Lunge erhält zu wenig Blut (Kurzatmigkeit) und durch den erhöhten Druck in den Körpervenen tritt Wasser in die Gewebe aus (Ödeme). Mit der Zeit erweitert sich die rechte Herzkammer immer mehr und dehnt den Klappenring noch weiter auf, so dass die Klappeninsuffizienz sich dramatisch verstärkt.

Leichte Formen bleiben unbemerkt. Schwerere Formen machen sich durch Ödeme, Halsvenenstauung, Leberstauung und oft Herzstolpern (Extrasystolen) oder Herzrasen (Tachycardie) bemerkbar. Auch schwerere Formen bleiben oft über längere Zeit stabil, so lange als sie die rechte Kammer noch nicht zu sehr überlasten. Dann wird dies regelmäßig überwacht und die Patienten benötigen eine Endokarditisprophylaxe mit Penicillin, da sie besonders gefährdet sind. Ist der rechte Vorhof stark vergrößert, wird eine Gerinnungshemmung (Antikoagulation) notwendig, um der Gefahr einer Lungenembolie vorzubeugen. Die operative Sanierung durch eine Klappenrekonstruktion oder der Ersatz durch eine künstliche Klappe wird relativ selten empfohlen, vor allem wegen der chronischen Leberstauung, bei welcher eine Leberzirrhose droht oder der Zustand selbst bedrohlich wird.

Entzündliche Krankheiten des Herzens

Die Herzmuskelentzündung (Myocarditis)

Viele Herzmuskelentzündungen bei Virusinfektionen verlaufen unbemerkt. Doch kann es auch zu lebensbedrohlichen Herzrhythmusstörungen kommen, bis hin zum Herztod durch Kammerflimmern. Sind alle drei Schichten des Herzens betroffen, spricht man von einer Pancarditis.

In den USA schätzt man, dass 1 bis 5 % aller Virusinfektionen das Herz angreifen. Die Häufigkeit der Myokarditis wird dort auf ca. 5 pro 100 000 Einwohner pro Jahr geschätzt.

Mehr als die Hälfte der Herzmuskelentzündungen in Europa und in den USA entstehen durch so genannte Enteroviren. Diese Gruppe der Echo- und Coxsackie-Viren (B1-5) verursachen Sommergrippen mit Durchfall mit typischem zweigipfligem Fieberverlauf. Außerdem konnten das Parvovirus B 19, Adenoviren, Influenzaviren und Mumpsviren aus dem Herzmuskel isoliert werden.

Für Herzmuskelentzündungen durch Bakterien sind fast nur Menschen mit geschwächtem Immunsystem anfällig (HIV, Immunsuppressive Therapie). Die Erreger sind Bruzellen, Pneumokokken und die Erreger von Diphtherie und Tuberkulose. In Südamerika sind die Chagas-Krankheit und der Befall des Herzens durch den Einzeller Trypanosoma cruzi und in Kanada ein Herzbefall durch Pilze (Aspergillen) von Bedeutung.

In Europa kann die Borreliose nach Zeckenbissen das Herz befallen und selten Leptospiren und Rickettsien. Selten wird eine Herzentzündung der Mutter auf das Kind übertragen.

Toxische Herzmuskelschäden

Vergiftungen erzeugen auch Herzmuskelentzündungen. Am häufigsten der Alkohol, seltener Schwermetallvergiftungen. Nicht selten sind Vergiftungen des Herzmuskels durch die Chemotherapie der Krebskrankheit (Anthrazykline, Cyclophosphamid, Fluorouracil). Aber auch Barbiturate zur Behandlung der Epilepsie und eine Reihe von Psychopharmaka sind toxisch für das Herz.

Autoimmunentzündungen des Herzens

Einige Autoimmunkrankheiten befallen das Herz. Am gefährlichsten die Vaskulitis (autoallergische Gefäßentzündung im ganzen Körper), die Sarkoidose (Boecksche Krankheit), der systemische Lupus erythematodes und die Sklerodermie.

Die Symptome der Herzmuskelentzündung, Therapie und Prognose

Die Myokarditis meldet sich am ehesten durch Müdigkeit, Fieber, Herzklopfen, Atemnot und allgemeines Unwohlsein. Ein Herzstillstand durch Kammerflimmern ist selten. Eine Therapie bei Virusbefall mit Interferonen ist noch nicht voll etabliert.

Bei der Mehrzahl der Erkrankten heilt die Myokarditis spontan und ohne Folgen aus.
Die toxische Myokarditis verläuft chronisch und verlangt oft eine medikamentöse Therapie gegen die Herzschwäche.

Die Endokarditis

Die Herzinnenschichterkrankung befällt die Herzhöhlen, die Herzklappen und die herznahen Innenschichten der großen Arterien und Venen. Sie kann jeden Menschen befallen, besonders aber bei vorbestehenden Schäden an den Herzklappen. Unbehandelt ist der Verlauf meist tödlich. Durch antibiotische Therapie hat sich die Prognose grundsätzlich geändert und ist sie in Westeuropa selten geworden. Allerdings findet man heute häufiger Infektionen durch multiresistente Bakterien aus Spitälern und Pflegeheimen (nosokomiale Infektionen) mit sehr schlechter Prognose.

Das Aneurysma

Ein Aneurysma ist eine örtliche Aussackung einer Arterienwand. Angeborene Wandschwächen sind selten. Entzündungen oder Verletzungen der Arterienwand können ein Aneurysma hinterlassen. Meistens entsteht es aber durch die Arteriosklerose. Oft sind Männer ab dem 50. Lebensjahr, meist Patienten mit Bluthochdruck oder mit Arteriosklerose in den Beinarterien (periphere arterielle Verschlusskrankheit PAVK). betroffen. Durch Einrisse in einer Arterioskleroseplaque, die durch die ganze Gefäßwand hindurch gehen, entsteht durch den pulsierenden Druck eine Ausbuchtung derselben (Aneurysma). Reißt der Defekt weiter ein, kann es lebensbedrohlich werden.

Das Aneurysma dissecans der Aorta

Eine sehr gefährliche Form eines Aufbrechens der Arterienwand ist das Aneurysma dissecans der Hauptschlagader (Aorta). Zuerst bleibt der Schaden oft versteckt, während dem die kräftige Aortenwand durch den hohen, pulsierenden Druck des Blutes sich in ihren Schichten der Länge nach aufspaltet (Dissektion). So entsteht ein zweites, pulsierendes Gefäßlumen, das irgendwann in den inneren Brustraum oder in den Bauchraum aufplatzen wird, was tödlich ist.

Hat ein disseziierendes Aortenaneurysma in der Ultraschalluntersuchung einen Durchmesser von 50 mm erreicht, muss dringend operiert werden.

Aneurysmen der Hirnschlagadern

Bei kleinen zerebralen Aneurysmen in Arterien des Gehirns wird zuerst zugewartet und beobachtet, ob sie sich vergrößern. Größere Aneurysmen müssen wegen der Gefahr einer Hirnblutung behandelt werden. Es gibt auch die Möglichkeit einer so genannten endovaskulären Therapie: Mittels eines Katheters gelangt man bis zum Aneurysma hinauf. Dort bringt man eine Platinspirale (Coil) in den Aneurysmasack. Dieser Coil erzeugt ein festsitzendes Blutgerinnsel, so dass das Blut mit seinem hohen Pulsationsdruck nicht mehr in den Aneurysmasack gepresst wird. Manchmal wird auch ein STENT in das Aneurysma gebracht, in der Hoffnung, die Arterienwand zu stabilisieren.

Die offene Operation des Aneurysmas erfordert die Eröffnung des Schädels und einen offenen Zugang bis zum Aneurysma. Dabei wird der Aneurysmasack mit einer Klemme verschlossen. Bei dieser Operation können neurologische Schäden nicht immer vermieden werden.

Der Schlaganfall (Apoplexie)

Der Hirnschlag ist eine der schlimmsten Katastrophen, die ein Mensch erleben kann. Er ist eine typische Folge der Arteriosklerose. Im englischen Sprachraum nennt man ihn auch „Stroke" oder „CVA = cerebrovascular accident".

Man unterscheidet den Schlaganfall durch einen Gefäßverschluss (ischämischer Schlaganfall) von einer akuten Hirnblutung (hämmorrhagischer Schlaganfall), durch Aufbrechen einer Arterienerweiterung (Aneurysmablutung). Auch bei primär ischämischem Hirninfarkt, kann es zu einer Nachblutung kommen, die zusätzliches Hirngewebe zerstört.

In Deutschland erleiden unter 100 000 Einwohnern jedes Jahr ca. 200 Menschen einen ischämischen Schlaganfall, d. h. einer unter 500 Einwohnern. Hinzu kommen 24 Aneurysmablutungen ins Gehirn auf 100 000 Einwohner und 6 Schlaganfälle auf 100 000 Einwohner durch eine akute Blutung aus einem Gefäß in die Hirnflüssigkeit (Subarachnoidalblutung), sowie 8 Apoplexien aus ungeklärtem Grund. Mit jährlich einem Schlaganfall unter 420 Einwohnern, ist die Apoplexie eine der häufigsten Krankheitsdiagnosen und die dritthäufigste Todesursache (ca. 65 000 Todesfälle pro Jahr). Hinzu kommt das große Leid oft schwerster körperlicher und geistiger Behinderung derjenigen, welche eine Apoplexie überlebt haben.

Bei plötzlichen Lähmungen, Bewusstseinstrübung veranlasst der Arzt eine sofortige Klärung durch Computertomographie (CT) oder eine Magnetresonanztomographie (MR). Die Blutverdünnung muss sofort abgesetzt werden, um ein weiteres Einbluten zu verhindern. Manchmal können die Symptome sehr gering sein und sich innert 24 Stunden zurückbilden (früher sehr treffend transient ischämische Attacke genannt (TIA). Eine Subarachnoidalblutung aus ganz kleinem Gefäß erzeugt gelegentlich nur Kopfschmerzen und kann durch eine vorsichtige Lumbalpunktion bestätigt werden. Eine größere dagegen ist akut lebensbedrohlich mit plötzlichem Bewusstseinsverlust durch Hirndruck und drohendem Herz-Kreislaufstillstand.

Typische Symptome sind: ein- oder doppelseitige Sehstörungen, Doppelbilder oder ein Gesichtsfeldausfall, ein Ausfall der Wahrnehmung eines Teils der Umwelt oder des eigenen Körpers (Neglect), Schwindel, Übelkeit, Erbrechen, Gangstörung, Gleichgewichts- oder Koordinationsstörung (Ataxie), Taubheitsgefühle, Lähmungen oder Schwäche im Gesicht, in einem Arm, Bein oder der ganzen Körperhälfte, Verwirrung, Orientierungsstörung, Verständnis- und Sprachstörung, Wortfindungsstörungen, verzerrtes Schriftbild, ein äußerst starker Kopfschmerz ohne erkennbare andere Ursache, evtl. bei erhöhtem Blutdruck und Schluckstörungen (Dysphagie).

Häufige Ursachen der Apoplexie sind: eine Hirnembolie durch den Abgang eines Blutgerinnsels bei Vorhofflimmern, das Aufplatzen einer arteriosklerotisch veränderten Arterienwand während einer Blutdruckkrise, eine Blutung bei zu starker Gerinnungshemmung oder auch eine massive Gefäßverkrampfung eines arteriosklerotischen Gefäßes während eines Migräneanfalls. Sturzgefährdete Menschen dürfen nur eine leichte Gerinnungshemmung erhalten, eine Hemmung der Klebrigkeit der Blutplättchen (Thrombozytenaggregationshemmung), da bei einem Sturz auf den Kopf große Blutungsgefahr besteht.

Therapeutisch ist der sofortige Notruf zur Spitaleinweisung entscheidend für die Prognose, denn eine Thrombolysetherapie – so diese möglich ist – muss innert 3–4 Stunden begonnen werden. Bis dahin soll der Oberkörper hochgelagert werden und darf weder Nahrung, noch Getränk angeboten werden, da große Gefahr besteht, dass der Patient sich verschluckt und eine gefährliche Lungenentzündung entsteht. Jede körperliche Anstrengung muss vermieden werden, bis der Patient per Ambulanz in eine Notfallaufnahmestation eines Akutspitals oder eine hierfür spezialisierte Schlaganfalleinheit (strokeunit) gebracht wird.

Nicht selten gelingt es, das Blutgerinnsel durch die medikamentöse Thrombolyse aufzulösen und dadurch Hirngewebe teilweise zu retten. Bei mehr als 60 % der Patienten mit Verschluss einer großen Hirnarterie kann nach einer sofortigen Entfernung des Blutgerinnsels durch einen Katheter (Neurothrombektomie) soviel Hirngewebe gerettet werden, dass sie bereits nach drei Monaten Rehabilitation wieder ein annehmbares, eigenständiges Leben führen können. Allerdings ist dieses Verfahren nur bei etwa 15 % der Schlaganfallpatienten möglich. Besteht kein Vorhofflimmern, so muss durch ein Langzeitelektrokardiogramm (Holter) über 72 Stunden nach zeitweise auftretendem Vorhofflimmern als Ursache gesucht werden (intermittierendes Vorhofflimmern). Nach der Akutphase ist in der Regel eine dauerhafte Blutgerinnungshemmung (Antikoagulation) notwendig.

Die Neurorehabilitation erfordert viel Einsatz und Einfühlungsvermögen und viel Geduld und Mitarbeit von Seiten des Patienten und der Therapeuten. Die Wahrnehmung, neue Gang- und Bewegungsmuster müssen mit dem Physiotherapeuten eingeübt werden. Der vernarbende Hirnbezirk beeinträchtigt funktionell auch benachbarte Areale. Darum kann durch eine transkranielle Magnetstimulation (durch die Schädeldecke hindurch) manchmal die Bewegungsfähigkeit eines gelähmten Gliedes verbessert werden. In diesem Sinne zeigt auch die in einer großen Rehabilitationsklinik in Japan eingeführte Schädelakupunktur nach Yamamoto oder die Stimulation betroffener Hirnareale durch die Neuraltherapie gute Resultate. Die Homöopathie kann in der Akutphase mithelfen, den Schaden zu begrenzen, durch ca. stündliche Verabreichung von Arnica montana in der hunderttausendsten Potenz und in der Rehabilitationsphase von Hypericum mehrmals täglich in derselben Potenzstufe.

Die Katastrophe der Apoplexie kann verhindert werden. Die entscheidende und klügste Therapie ist die Verhütung. Es lohnt sich, schon im Kindesalter damit zu beginnen. Dieses Buch gibt klugen Menschen alles nötige Wissen und die praktische Anleitung hierzu in die Hand. Befolgt man sie, so kann man solche Katastrophen zuverlässig verhüten.

Die Nierenarterienstenose

Die häufigste Ursache einer Verengung der Nierenarterie ist die Arteriosklerose. Seltener erzeugt eine Bindegewebsstörung im Gefäß bei jungen Erwachsenen eine Nierenarterienstenose. Seltene Ursachen sind eine Autoimmunentzündung der Arterie (Arteriitis), eine Verletzung oder eine Thrombose.

Die minderdurchblutete Niere produziert ungebremst das Hormon Renin, da sie zu wenig Blut erhält. Die Folge ist ein gefährlich hoher Blutdruck (maligne Hypertonie).

In 80 % der Fälle kann die Verengung durch eine Katheterdilatation behoben werden (perkutane transluminale Angioplastie (PTA). Gelingt dies nicht, so muss die Niere in einer offenen Operation durch ein Überbrückungsgefäß (Bypass) versorgt werden.

Die Karotisstenose

Diese Verengung einer der großen Hirnschlagadern (Arteria carotis communis oder der Arteria carotis interna) ist meistens eine Folge der Arteriosklerose. Nur selten entsteht sie durch eine autoimmune Entzündung (Vaskulitis).

Lange Zeit verursacht die Karotisstenose keine Symptome. Schließlich kommt es zu flüchtigen kleinen Hirninfarkten (Transient ischämische Attacken), die als Vorboten eines größeren Hirninfarktes gelten oder zu flüchtigem Sehverlust (amaurosis fugax), wenn die zentrale Netzhautarterie sich kurzzeitig verschließt. Solche Vorboten sind sehr ernst zu nehmen. 9/10 der Hirninfarkte (Apoplexien) geschehen in den Karotisarterien. In Deutschland erleiden jedes Jahr ca. 30 000 Menschen eine Apoplexie wegen arteriosklerotischen Verengungen in den Carotisarterien.

Ist die Hirnschlagader weniger als 80 % verengt und hat man keine Beschwerden, ist man einem jährlichen Apoplexierisiko von 1–2 % ausgesetzt. Sind beide Karotisarterien verengt, ist das Risiko wesentlich höher.
Die Karotisstenose kann mit der Diät, wie sie in diesem Buch angegeben ist, rückgängig gemacht und über viele Monate allmählich geheilt werden.
Bestehen bereits Symptome, muss eine Katheterdilatation oder eine chirurgische Eröffnung (Endarterektomie) erwogen werden.

Die periphere arterielle Verschlusskrankheit (PAVK)

Durch arteriosklerotische Verengungen in Beinarterien, selten auch in der Aorta, wird die Blutversorgung der Extremität vermindert. Nach unterschiedlicher Gehstrecke kommt es zu Sauerstoffmangel und krampfartigen Schmerzen, die zum Anhalten zwingen. Dann nennt man dies Claudicatio intermittens oder auch Schaufensterkrankheit. In Deutschland leiden 4,5 Millionen Menschen an dieser Krankheit. Verschließt sich eine Arterie ganz, an einer Stelle, wo kein Umgehungskreislauf vorhanden ist, stirbt das betroffene Gebiet des Beines ab (Gangrän).

Solche Gefäßverschlüsse werden oft chirurgisch angegangen, indem man das Innere der Arterie ausschält (Endarterektomie) oder ein Stück Vene als Umgehung einsetzt.

Durch die Diät, wie sie in diesem Buche angegeben ist und tägliches Gehtraining, kann die Verengung der Beinarterie allmählich wieder abgebaut werden. Dabei wird man durch eine langsame, jedoch stetige Verlängerung der möglichen Gehstrecke belohnt, bis ungebremstes Gehen und Wandern wieder möglich wird.

Herzrhythmusstörungen

Störungen des Herzrhythmus (Arrhythmien) sind Störungen der normalen Herzschlagfolge.
Die Muskulatur des Herzens ist insofern ganz anders gestaltet als am Körper, dass sich die Membranen der Muskelzellen ständig von selbst entladen, bis dies eine Kontraktion der Muskelfasern auslöst, wonach das Membranpotential wieder aufgebaut wird. Spezielle Muskelfasern (Purkinjefasern) bilden Zentren der Erregungsbildung und das Erregungsleitungssystem des Herzens. Sein Ursprung ist im so genannten Sinusknoten im rechten Vorhof lokalisiert. Von da gehen die Fasern zu einem zweiten Knoten zwischen linkem Vorhof und Kammer, dem so genannten AV-Knoten und in den Herzkammern verteilen sie sich in einer gewissen Verästelung nach unten in Richtung Herzspitze.

Dominiert wird von oben nach unten, indem der Sinusknoten bei gesundem Herzen mit seinem regelmäßigen Rhythmus immer den langsameren Fasern zuvorkommt, indem seine Entladungen immer früher kommen als jene des AV-Knotens. Der AV-Knoten würde von sich aus nur die Herzkammern entladen mit einem langsamen Rhythmus von knapp 40 Schlägen pro Minute.

Den normalen, gesunden Herzrhythmus nennt man Sinusrhythmus. Er erregt zuerst die Kontraktion der Vorhöfe und ganz kurz danach über den AV-Knoten die Herzkammern. Diese Abfolge widerspiegelt sich im Elektrokardiogramm, durch eine kleine p-Welle der Vorhofkontraktion und die nachfolgende QRS-Zacke der Kammerentladung und kurz danach einer T-Welle, die durch das sich wieder Aufladen der Kammermuskulatur zustande kommt (Repolarisation).

Der Sinusknoten wir durch einen Erregungszustand des sympathischen Nervensystems und durch das Nebennierenhormon Adrenalin zu schnellerem und kräftigerem Rhythmus angeregt. Der Parasympathicus, als Gegenspieler, verlangsamt den Rhythmus und schwächt ihn ab, so dass das Herz zur Ruhe kommt. Das Schilddrüsenhormon Thyroxin beschleunigt den Rhythmus dagegen dadurch, dass es im ganzen Körper den Stoffwechsel im Sinne von Verbrennung und Verbrauch antreibt. So ist der Rhythmus bei Schilddrüsenüberfunktion zu schnell und bei Unterfunktion zu langsam.

Störungen des Herzrhythmus entstehen, wenn die gesunde Abfolge im Erregungsleitungssystems gestört wird, etwa durch Überdehnung des Herzens, Durch einen Sauerstoffmangel in der Muskulatur wegen arteriosklerotischen Veränderungen in den Herzkranzgefäßen (Koronarsklerose) oder Erkrankungen der Herzmuskulatur, wegen einer Schilddrüsenüberfunktion oder bei anderen Stoffwechselstörungen oder bei Störungen des Elektrolythaushaltes. Angeborene Fehlbildungen des Erregungsleitungssystems sind selten.

Einen krankhaft zu langsamen Rhythmus nennt man Bradycardie, einen zu schnellen Tachycardie. Dem entsprechend gibt es bradycarde und tachycarde Rhythmusstörungen.

Benannt werden die Rhythmusstörungen meist nach dem Entstehungsort im Erregungsleitungssystem. Je nach diesem können sie harmlos oder sehr gefährlich sein.

Supraventrikuläre Extrasystolen

Vom linken Vorhof können Extraschläge ausgehen, indem eine Stelle unterhalb des Sinusknotens diesem zuvorkommt. Sie sind in der Regel harmlos. Oft werden diese Extraschläge nicht bemerkt oder allenfalls als kleines Stolpern, wobei sich nicht der zu frühe Schlag, sondern die nachfolgende kompensatorische Pause bemerkbar macht.

Eine Erkrankung des Herzens, eine Herz-Kreislaufkrankheit, eine Schilddrüsen- oder Elektrolytstörung muss ausgeschlossen werden. Dann kann diese Störung durch eine fachkundig gewählte homöopathische Therapie oder die Neuraltherapie des Herzsympathikus oft zum Verschwinden gebracht werden.

Ventrikuläre Extrasystolen

Diese Extraschläge entstehen in der Herzkammer. Gefährlich werden sie, wenn sie in Salven auftreten. Dann können sie ein Vorbote eines Herztodes durch Kammerflimmern sein.

Vorhofflattern und Vorhofflimmern (absolute Arrhythmie)

An Vorhofflimmern leiden in Europa etwa sechs Millionen Menschen, d.h. etwa jeder 70. Europäer, mit zunehmendem Alter immer mehr: 0,5 % der unter 40-Jährigen, bis 15 % der über 80-Jährigen. Männer häufiger als Frauen. Die durch Vorhofflimmern verursachten Kosten werden für die EU-Länder auf 13,5 Milliarden Euro geschätzt. Die Zahl der Krankenhausaufenthalte wegen Vorhofflimmern hat innert 10 Jahren um 66 % zugenommen.
Die Mortalität (Sterbehäufigkeit) ist bei Vorhofflimmern etwa doppelt so hoch wie bei Gleichaltrigen mit normalem Herzrhythmus. Durchschnittlich erleiden etwa 6 % der Menschen mit Vorhofflimmern einen Schlaganfall. 15–20 % aller Schlaganfälle ereignen sich bei Vorhofflimmern. Dieses verkürzt die Lebenszeitprognose um 25 %.

Intermittierendes Vorhofflimmern bemerken die Patienten zu 70 % nicht (Flimmerattacken). Bleibt das Flimmern aber bestehen, so führen eine plötzliche Leistungsschwäche, Müdigkeit, Palpitationen oder auch eine neu aufgetretene Schlafstörung zum Hausarzt, der dann die Diagnose stellt.

Ursachen des Vorhofflimmerns
Vorhofflimmern kann ohne erkennbare Ursache oder Krankheit entstehen (idiopathic lone atrial fibrillation), so bei 45 % des intermittierenden und bei 25 % des permanenten Vorhofflimmerns. Etwa 25 % leiden an arterieller Verschlusskrankheit durch Arteriosklerose und weitere 25 % an Bluthochdruck, 20 % an einem Herzklappenfehler und rund 15 % an einer Herzmuskelentzündung. Vorhofflimmern findet man bei 40 % der Patienten mit chronischem Herzversagen (Herzinsuffizienz).Bei rund 2 % findet man eine Schilddrüsenüberfunktion, bei der sich das Risiko für diese Störung auf das fünffache erhöht. Auch chirurgische Eingriffe mit Eröffnung des Brustraumes können Vorhofflimmern auslösen. Vererbte Ursachen sind selten. Auch das übertriebene Training beim Leistungssport kann Vorhofflimmern begünstigen. Eine längerdauernde Hypertonie überdehnt den linken Vorhof, so dass das Erregungsleitungssystem Schaden nimmt. Dann können die Entladungen in der

Vorhofmuskulatur nicht mehr durch den Sinusknoten kontrolliert werden und es entstehen, oft von den herznahen Lungenvenen ausgehend, schnell kreisende Erregungen der Muskelfasern, so dass die Vorhöfe sich nur noch unkoordiniert und schwach flatternd oder flimmernd kontrahieren können. Ist das Flimmern einmal da, so verformen sich die Vorhöfe und vermindert sich der Calcium-Einstrom in die Muskelzellen, so dass es nicht mehr leicht verschwinden kann.

Die Herzkammern entladen sich dann in ganz unregelmäßigem Rhythmus (absolute Arrhythmie), meistens in zu schnellem Rhythmus (tachykardes Vorhofflimmern) und die Auswurfleistung des Herzens vermindert sich um ca. 15 %.

Alkohol und Vorhofflimmern
Dieses als „Holyday Heart Syndrome" bezeichnete Vorhofflimmern beginnt typischerweise wenige Stunden nach einer übertriebenen Alkoholzufuhr. Meistens endet dieses innert 24 Stunden wieder. Und doch war in der „Danish Diet Cancer and Health Study" für Männer und Frauen ab einem Konsum von mehr als 12 g Reinalkohol pro Tag das Risiko für ein permanentes Vorhofflimmern fast doppelt so hoch und zwar für Männer ab 20 g Reinalkohol pro Tag um 44 % erhöht.

Das Embolierisiko
Vorhofflimmern ist gefährlich, da sich durch den unkontrollierten Blutfluss im Vorhof Blutgerinnsel (Thromben) bilden können, die zum Gehirn abgehen (Hirnembolie, Hirninfarkt, Apoplexie). Diese Thromben entstehen vor allem in einer Art Tasche, dem Vorhofsohr. Seltener kommt es zur Mesenterialembolie, wenn ein Gerinnsel in eine Darmarterie gerät.

Die Antikoagulation (Gerinnungshemmung)
Das Embolierisiko kann durch eine Gerinnungshemmung (Antikoagulation) deutlich vermindert werden, meist durch eine Hemmung der Klebefreudigkeit der Blutplättchen (Thrombozytenaggreationshemmung) mit Aminosalicylsäure (ASS) oder stärker durch Cumarine, die als Tabletten eingenommen werden, aber eine Überwachung der Gerinnung verlangen. Als Alternative kommen neue Plättchenaggreationshemmer in Frage (NOAK = neue orale Anti-Koagulantien), wie Dabigatranetexilat, Rivaroxaban oder Apixaban u. a. Gegenüber den Cumarinen reduzieren diese neuen Medikamente das Embolierisiko gleich stark, mit geringerem Blutungsrisiko. Die Gefahr von Blutungen, spontan und bei Verletzungen, ist die Krux der Antikoagulation. Diese Blutungsgefahr steigt mit dem Alter nur geringfügig an, während das Embolierisiko pro zehn Jahren zusätzlichem Lebensalter um 1,4 % ansteigt. Sind Embolien vorausgegangen, so steigt das Risiko um 2,5 %, besteht ein Bluthochdruck um 1,6 %, bei Zuckerkrankheit um 1,7 %. Bei sehr hohem Embolierisiko wird manchmal versucht, durch einen Kathetereingriff das Vorhofsohr zu verschließen, damit sich weniger Thromben bilden können. Die Art der Gerinnungshemmung muss vom Arzt sehr sorgsam gewählt werden. In einem $CHA_2DS_2VAS_C$-Score sind hierfür weltweit geltende Richtlinien ausgearbeitet worden. Zur Abschätzung des Risikos für eine Hirnblutung hat die European Society of Cardiology einen HAS-LED-Score herausgegeben.

Das tachykarde Vorhofflimmern
Der zu schnelle Puls verschlechtert die Herzleistung sehr stark. Durch Betablocker, Digitalis, Diltiazem oder Verapamil kann die Tachykardie auf eine Herzfrequenz von 60 bis 80 Schläge pro Minute verlangsamt werden, so dass die Herzleistung sich bessert. Wird der Rhythmus zu sehr verlangsamt (unter 50/Minute), so besteht die Gefahr gefährlicher Bewusstseinsverluste (Synkopen), die zu schwersten Kopfverletzungen und Hirnblutungen

Anlass geben können, da man sich gegen den Sturz nicht wehren kann.

Eine erhöhte Rhythmusamplitude besteht, wenn in der absoluten Arrhythmie sehr frühe und sehr späte Pulsschläge vorhanden sind, mit weiterer Leistungsverminderung. Dies kann durch die neuraltherapeutische Stimulation des Herz-Sympathikus prompt und deutlich gebessert werden.

Die Kardioversion
Ein erstmals entdecktes Vorhofflimmern endet oft innert 24 Stunden spontan wieder. Bleibt es bestehen, so kann es durch eine Elektrokonversion oft in den normalen Sinusrhythmus zurückgeführt werden. In einer Kurznarkose wird mit einem Gerät, das das Elektrokardiogramm liest, wie bei der Reanimation, nur mit geringerer Dosierung, ein automatisch gesteuerter Elektroschock dem Herzen verabreicht. Danach werden oft Antiarrhythmika verabreicht, wie Amiodaron, Flecainid oder Betablocker.

Die Katheterablation
Erscheint das Flimmern wieder, so kann eine Katheterablation manchmal helfen. Dabei werden mit dem Herzkatheter längsverlaufende Verletzungen der Herzinnenschicht (Endocard) des linken Vorhofes gesetzt oder Muskelbündel an den Mündungen der Lungenvenen ringförmig abgetragen (Pulmonalvenenisolation), um die aus den Lungenvenen kommende Störung auszuschalten. Bei etwa 65 % der Patienten bessert dieser Eingriff den Zustand, doch sind diese Eingriffe aufwendig, langdauernd und mit einem relativ hohen Risiko für Embolie behaftet sowie dem Risiko, dass danach die Lungenvenen zu eng werden (Pulmonalvenenstenose). Die Methode, das Flimmern durch eine Herzschrittmachertherapie zu bessern, befindet sich noch im Versuchsstadium.

Die Tachykardie

Eine Pulsfrequenz über 100 pro Minute bezeichnet man als Tachykardie. Bei körperlicher Anstrengung ist dies eine normale Leistungsanpassung des Herzens. Kleinkinder haben auch in Ruhe eine so hohe Herzfrequenz.

Beginnt der schnelle Puls ohne körperliche Anstrengung plötzlich, so bezeichnet man dies als *paroxysmale Tachykardie*. Beim Erwachsenen kann eine Tachykardie über 120 pro Minute gefährlich sein. Ab 150/Minute muss sofortige Behandlung erfolgen, da bei so hoher Ruhefrequenz die Auswurfleistung schwach wird.

Hohes Fieber, Angst und Panik, eine Elektrolytstörungen oder ein bedeutender Blutverlust erzeugen eine schnelle Herzfrequenz, die vom Sinusknoten ausgeht (*Sinustachykardie*),

Bei der *Vorhoftachykardie* löst der Vorhof die Tachykardie aus. Dabei übernimmt die Kammer nicht alle Pulsschläge (Pulsdefizit). Zur Diagnose dient das Elektrokardiogramm. Hier erzeugt eine Stelle im Reizleitungssystem des Vorhofs die zu schnelle Herzfrequenz.

Kreist die Erregung zwischen Vorhof und Kammer, spricht man von einer AV-*Reentry Tachykardie.* Diese erscheint plötzlich. Ursache ist eine angeborene zusätzliche Leitungsbahn, die einen Kurzschluss zwischen Kammer und Vorhof auslöst. Als Notfalltherapie wird Adenosin intravenös injiziert. Es blockiert vorübergehend die Überleitung im Vorhof (AV-Block III).

Zu heilen versucht man diese Störung mit elektrischer herzfrequenzgesteuerter Verödung der akzessorischen Leitungsbahn mittels Herzkatheter. Betablocker und Calciumantagonisten verlangsamen die Überleitung im Vorhof und vermindern manchmal die Häufigkeit solcher

Anfälle. Auch die Antiarrhythmika Flecainid oder Propafenon können versucht werden.

Eine doppelte Anlage des AV-Knotens zwischen Vorhof und Herzkammer kann eine gutartige, anfallsweise Tachykardie auslösen (AV-nodale Reentry Tachykardie)

Das *Wolff-Parkinson White-Syndrom*, eine angeborene Anomalie des Erregungsleitungssystems, erzeugt eine *paroxysmale Tachykardie* mit Frequenzen von 150–220 Kontraktionen pro Minute, mit großer Schwäche. Oft kann der Anfall durch trinken von eiskaltem Wasser, durch Drücken auf die Halsschlagader oder durch die Injektion von Antiarrhythmika unter Klinikbedingung unterbrochen werden. Gelingt dies nicht, so muss, wie beim tachykarden Vorhofflimmern, eine Elektrokonversion in Kurznarkose vorgenommen werden.

Überleitungsstörungen in den Bahnen der Vorhöfe (*Schenkelblock*) können, bei starker Blockierung ebenfalls Rhythmusstörungen erzeugen, bei denen nicht mehr jede Herzaktion die Kammer erregt. (*2:1 Block*) Auch diese Störung kann oft durch die Neuraltherapie des Herz-Sympathikus behoben werden.

Eine *Kammertachykardie* ist im EKG sofort erkennbar. Die Störung geht von der Herzkammer aus. Diese Form der Tachykardie ist ein sehr gefährlicher Vorbote eines Herztodes durch *Kammerflimmern.* Wie bei einem Herzstillstand durch Kammerflimmern muss eine Defibrillation vorgenommen werden.

Entzündungen der Arterien

Arterien entzünden sich vor allem bei Autoimmunkrankheiten.

Die Vaskulitis

Als Vaskulitis bezeichnet man Enzündungen der Gefäße, die durch Autoimmunkrankheiten (Allergie vom Typ III) entstehen. Die Entzündung kann alle Gefäße erfassen, Arterien, die kleinen Arteriolen, das Kapillarystem, die Venen und schädigt damit auch die Organe.
Vaskulitiden sind gefährlich. Früher führten sie innert Wochen bis Monaten zum Tode. Heute kann das akute, zerstörerische Geschehen durch Immunsuppression unterdrückt werden um in der akuten Phase die Organe zu schützen. Allerdings ist damit die massive Entgleisung des Immunsystems, das verlernt hat, fremd und eigen zu unterscheiden, nicht behoben.
Die Ursache der Vaskulitis gilt als unbekannt. Genetische Faktoren, Infektionen mit dem Bakterium Staphylokokkus aureus oder Hepatitisviren werden diskutiert.

Liegt keine Grundkrankheit vor, so bezeichnet man die Entzündung als *primäre Vaskulitis.*
Klassiert werden die Vaskulitiden je nach Größe der befallenen Gefäße und ob so genannte ANCA-Antikörper gefunden werden können.

Vaskulitiden mit ANCA-Antikörpern
Die Granulomatose mit Polyangiitis (früher Wegener Granulomatose).
Diese Autoimmun-Vaskulitis ist selten. Sie befällt Menschen im mittleren Lebensalter, mehr Frauen und selten auch Kinder. Angegriffen werden Gefäße im Nasen-Rachenraum und den Lungen und im späteren Verlauf auch die kleinen Gefäße der Nieren.

Die eosinophile Granulomatose mit Polyangiitis (früher Churg-Strauss Syndrom)
Diese Vaskultitis wird durch IgE-Antikörper ausgelöst und erzeugt Körnchen (Granulome) in den Gefäßen. Zuerst entsteht allergischer Schnupfen, dann Husten, Asthma und eine allergische Darmentzündung. Später kann sie auf Gefäße anderer Organe übergreifen.

Die mikroskopische Polyarteriitis (MPA, mPAN)
Diese Krankheit ist sehr selten und greift Gefäße in der Haut, den Nieren, der Lunge, später auch im Auge und Nervensystem und in allen Organen an.

Vaskulitiden ohne ANCA-Antikörper
Hier findet man in kleinsten Gefäßen Ablagerungen von Antigen-Antikörperkomplexen, so genannte Immunkomplexe und zudem Eiweißablagerungen (Komplement) aus dem so genannten unspezifischen Immunsystem, welches sich nicht gegen bestimmte, die Allergie auslösende Verursacher richtet. Dazu gehören:

Die IgA-Vaskulitis (Purpura Schönlein-Hennoch)
Diese Form der Vaskulitis kleinster Gefäße befällt etwa 5 von 1000 Kindern und Jugendlichen. Betroffen sind vor allem Gefäße der Haut und in verschiedenen Organen, besonders der Nieren. Ausgelöst

wird sie oft durch eine Infektion oder Medikamente.

Die Vaskulitis mit Kryoglobulinämie
Dies ist eine Entzündung kleinster Gefäße, die durch Kälteeinwirkung auftritt.

Die *kutane leukozytoklastische Angiitis*
Dies ist eine Gefäßentzündung, bei der Immunkomplexe vor allem in der Haut kleinste Gefäße angreifen.

Primäre Vaskulitiden mittlerer Gefäße
Die selbstzerstörerische Gefäßentzündung entsteht ohne Grundkrankheit und greift mittelgroße Gefäße an.

Die Polyarteriitis nodosa (PAN oder cPAN)
Diese Autoimmunkrankheit greift in allen Organen mittelgroße Gefäße an und schädigt dadurch alle Organe, auch das Nervensystem, die Haut, die Nieren. Manchmal erscheint sie nach einer Leberentzündung (Hepatitis B). Nodosa wird sie genannt, da sie Knötchen bildet.

Das Kawasaki-Syndrom
Dies ist eine autoallergische Entzündung mittlerer Gefäße in vielen Organen, die besonders Kleinkinder befällt und anfangs den Masern gleicht. Die autoallergische Entzündung zerstört kleine und mittlere Gefäße. Genetische Ursachen und eine Auslösung durch Infektionen wird vermutet.

Primäre Vasklitiden großer Gefäße
Diese autoallergischen Entzündungen greifen große Gefäße an.

Die Riesenzellarteriitis Norton (Arteriitis temporalis, Arteriitis cranialis)
Ohne Grundkrankheit erscheint eine gefährliche autoallergische Entzündung vor allem in den Schläfenarterien bei älteren Menschen, vor allem Frauen. Unbehandelt erblinden die Patientinnen zu 20 %, da die Durchblutung der Netzhaut gefährdet ist.

Die Takayasu-Arteriitis
Ohne Grundkrankheit erscheint selten bei jungen Frauen eine autoallergische Entzündung in der Aorta und ihren Hauptverzweigungen. Hier findet man keine ANCA-Antikörper. Sie erzeugt Fieber und allgemeine Krankheitssymptome und erzeugt oft Bluthochdruck mit der Gefahr eines Hirnschlags.

Sekundäre Arteriitiden
Dies sind autoallergische Entzündungen der Gefäße, bei allgemeinen autoallergischer Grundkrankheiten oder Infektionen, wie zum Beispiel eines AIDS oder einer Syphilis. Hierzu gehört auch die akute Abstoßungsreaktion des Immunsystems gegen ein transplantiertes Organ. Auch Cocain oder Mutterkornalkaloide (Ergotamin) und selten auch einige Heilpflanzen können eine autoallergische Gefäßentzündung auslösen.

Nicht klassifizierbare Arteriitiden
Die Endangiitis obliterans
Diese autoallergische Entzündung entsteht durch Schadstoffe des Rauchens, besonders bei Männern mittleren Alters und befällt Arterien und Venen der Extremitäten.

Das Behcet-Syndrom
Diese Autoimmunkrankheit befällt vor allem Männer ab dem mittleren Alter aus der Türkei und dem mittleren Osten. Darum vermutete man genetische Ursachen. Infektionen können Schübe auslösen. Sie wird dem rheumatischen Formenkreis zugeordnet. Die Entzündungen verlaufen in Schüben und befallen die Schleimhäute des Mundes und der Geschlechtsorgane und fast alle Strukturen der Augen, mit der Gefahr zu erblinden.

Die Zerebrale Vaskulitis
Sehr selten entsteht bei jüngeren Men-

schen eine Autoimmunentzündung der Hirngefäße ohne Grundkrankheit oder im Rahmen einer allgemeinen Vaskulitis. Sie kann durch Infektionskrankheiten ausgelöst werden. Kopfschmerzen, Lähmungen oder Empfindungsstörungen und eine Wesensveränderung ähneln den Symptomen eines Hirnschlages.

Die Therapie der Vaskulitiden

Diese Autoimmunentzündungen sind sehr gefährlich. Je nach den Organen, welche die befallenen Gefäße versorgen, besteht große Gefahr für deren sehr ernsthafte Zerstörung und das Leben der betroffenen Patienten. Darum muss in jedem Fall als Notfallintervention im akuten Schub sofort mit Cortison und wenn nötig, anderen Immunsuppressiva, die entgleiste Überaktivität des Immunsystems unterdrückt werden.
Diese Notfalltherapie schützt die Gefäße und rettet Organe, heilt aber keineswegs die massive Entgleisung des Immunsystems aus, das verlernt hat, Fremd und Eigen zu unterscheiden, so dass es mit Vehemenz körpereigene Strukturen angreift.

Die Immunzellen werden im Knochenmark gebildet. Danach wandern die Lymphozyten in Milliarden Lymphfollikel der Darmschleimhaut aus. Im Inneren des Darmes kommt die Riesenfläche der empfindlichen Schleimhaut ständig mit Fremdsubstanzen in Berührung. Im Immunsystem des Darmes lernen die Lymphozyten ihre Immunkompetenz, das heißt, die Unterscheidung von Fremd und Eigen. Nur 10 % unter ihnen erlangen diese Fähigkeit und wandern danach in die Lymphknoten des ganzen Körpers aus, um diese Aufgabe zu erfüllen, so auch zu den Gefäßen.

Bei gestörtem Milieu im Inneren des Darmes durch die allgemein verbreitete Fehlernährung ist die Bakterienflora oft massiv gestört und die Schleimhaut gereizt. Die Darmschleimhaut ist beim Gesunden von einer dicken Schleimschicht überzogen, die einen ganzen „Katalog" von IgA-Antikörpern enthält, welche dazu da sind, dass die Immunzellen wissen was Fremd und Eigen ist, und welche Fremdsubstanzen im Darm zugelassen werden dürfen, da sie nach bisheriger Erfahrung im Körper keinen Schaden anrichteten. Hieran lernen die Lymphozyten ihre Immunkompetenz.

Bei allen Autoimmunkrankheiten ist nach unserer Erfahrung eine konsequente Sanierung dieses Problems für die Heilung entscheidend. Autoimmunkrankheiten heilen nicht mit Medikamenten, sondern mit einer über Monate durchgeführten und allergologisch durch IgG4-Testung auf den Patienten sorgsam abgestimmten vegetabilen Rohkostdiät allmählich aus und bewahren die Patienten vor weiterer Zerstörung und Risiken für ihr Leben. Dies bedarf anfangs oft stationärer Therapie mit sorgsamer ärztlicher Kontrolle und Begleitung: ein Weg, der sich lohnt.

Die Krankheiten und die Therapie des Venensystems werden im Bircher-Benner Handbuch Nr. 13 für Venenleiden behandelt.

Regulative Therapien der Naturheilkunde für Herz- und Kreislaufkranke

Klimatherapie und Terrainkuren

Für Bluthochdruck- und herzkranke Menschen ist das Reizklima im Hochgebirge und an der Nordseesind zu stark. Für Ferien oder Kuraufenthalte sind das Mittelgebirge und die Ostsee ideal. Oft ist es schwierig, in Hotels oder Kurhäusern die richtige Diät zu erhalten, da oft üppig gekocht wird, um den Gästen zu gefallen.

Wer wegen zu ausgeprägter Herzschwäche nicht wandern kann, gewinnt durch tägliches Liegen von mehreren Stunden an der frischen Luft allmählich an Kraft (Liegekur). Wer spazieren oder gar wandern kann, sollte täglich leicht kühl gekleidet an der See bzw. in mäßiger Steigung bergaufwärts wandern, zuerst mindestens 1 Stunde pro Tag, dann täglich steigern, aber nicht auf Leistung, sondern immer in geruhsamer Geschwindigkeit. Dadurch wird die körperliche Leistungsfähigkeit von Tag zu Tag deutlich verbessert.

Die Hydrotherapie

Sie ist eine sehr wertvolle und hochwirksame Regulationstherapie, die man selbst anwenden kann. Grundsätzlich ist es wichtig, vor jeder kalten Anwendung allgemein gut durchwärmt zu sein. Besonders anfangs soll man mit einem nicht zu starken, kurzen Kaltwasserreiz beginnen, um diesen von Tag zu Tag ganz allmählich zu steigern. Warme Anwendungen erzeugen passive Wärme, gegen die der Körper mit Abkühlung reagiert. Kalte Anwendungen erzeugen aktive Wärme als Gegenregulation gegen die Abkühlung. Sie hat eine viel größere regulative Wirkung als die passive Erwärmung.

Der kalte Leibwickel
Einmal pro Woche abends kann ein kalter Leibwickel mithelfen, den Blutdruck zu senken. Man lege eine Plastikfolie auf das Bett, darüber eine Wolldecke. Dann falte man ein Leintuch so, dass es vom Becken bis unter die Achseln reicht, benetze es mit kaltem Wasser, winde es aus und lege es quer über die Wolldecke. Während man sich darauf legt. Tief einatmen, es satt um sich schlagen und die Wolldecke darum herum schlagen und darüber eine warme Bettdecke. Der Leibwickel erzeugt eine tiefe innere Erwärmung, verstärkt die nächtliche Ruhigstellung des Kreislaufs und senkt den Blutdruck. Er kann 2 bis 5 Stunden belassen werden.

Der Schenkelguss
Täglich nach dem Erwachen: In der Duschwanne auf einem Schemel sitzend, nach gründlicher Durchwärmung, begieße man sich Füße, Unter- und Oberschenkel mit kaltem Wasser. Danach zugedeckt nachruhen. Erzeugt tiefe innere Wärme, verbessert die Thermoregulation und die Kreislaufregulation des Körpers, so dass mehr innere Stabilität entsteht.

Wassertreten
Dreimal wöchentlich am späteren Nachmittag oder abends: Ein großes Plastikbecken in die Duschwanne stellen, ca. 25 cm hoch mit kaltem Wasser füllen und 5 Minuten lang darin treten. Zugedeckt nachruhen. Das Wassertreten ent-

zieht aufgestaute Energie aus dem Kopf, löst sinnloses Gedankenkreisen und erleichtert dadurch das Einschlafen.

Wechselfußbad
Zweimal wöchentlich: am späteren Nachmittag oder frühen Abend: ein großer Eimer mit sehr warmem, ein zweiter mit ganz kaltem Wasser bereitstellen. Man beginnt im warmen Wasser, bis gut durchwärmt, wechselt dann ins kalte Wasser, verbleibt dort 2 Minuten, geht dann wieder ins warme Wasser bis wieder gut durchwärmt und dann wieder für 1 Minute ins kalte Wasser. Abtrocknen und zugedeckt nachruhen. Das Wechselfußbad stabilisiert den Kreislauf, fördert seine Regulation und auch die Thermoregulation bedeutend. Es beruhigt sinnloses Gedankenkreisen im Kopf und erleichtert das Einschlafen.

Aufsteigendes Armbad
Zweimal wöchentlich: In Lavabo warmes Wasser einfüllen, Arme bis Mitte Oberarm hineinlegen, Temperatur allmählich steigern bis auf 42–45 Grad, 10 Minuten so behalten, bis Schweiß eintritt. Danach Arme mit Waschlappen kurz kalt waschen, zugedeckt nachruhen.
Aufsteigendes Fußbad mit demselben Vorgehen oder beide gleichzeitig, wenn jemand hilft.
Hier handelt es sich um eine passive Erwärmung, die dem Kopf angestaute Energie entzieht und so oft auch bei Kopfschmerzen hilfreich ist. Durch das kurze kalte Nachwaschen wird die aktive Regulation angestoßen.

Der Nackenguss
Bei melancholischer Stimmung täglich: nach guter Durchwärmung in der Dusche sitzend, beugt man sich etwas nach vorn und begießt sich kalt den Nacken und oberen Rücken und auch das Brustbein. Zuerst nur kurz, mit der Zeit länger. Bei Benommenheit, Erschöpfung zusätzlich kurzer kalter Guss auf den Scheitel und das Gesicht. Belebt Geist und Gemüt, hellt die Stimmung auf. Am Scheitel befinden sich wichtige Reflexzonen der Hirnstammganglien und des limbischen Systems, die hierdurch angeregt werden.

Die klassisch homöopathische Therapie

Die Homöopathie beruht auf der Erfahrung Samuel Hahnemanns, dass durch bestimmte physikalische Verfahren aus der Materie immaterielle Arzneiwirkungen herausgearbeitet werden können. Durch schrittweise Verdünnung und massive mechanische Verschüttelung wird eine für die Ursprungssubstanz spezifische Information auf die energetische Struktur des Alkohol- oder Zuckermoleküls gespeichert und haltbar gemacht.

Homöopathie ist reine Informationstherapie. Die homöopathische Arznei ist also vergleichbar mit einer Art Programm-CD, die – ähnlich wie in der Informatik – ermöglicht, dem menschlichen Organismus eine komplexe ordnende Information einzugeben. Die homöopathische Arzneiwirkung ist also nicht materiell, d. h. sie greift nicht direkt in die biochemischen Vorgänge als Molekül oder Substanz ein, sondern übergeordnet, als ordnender Impuls auf elektromagnetischem Wege. Hier treffen sich die genialen Geister Bircher-Benner und Samuel Hahnemann. Bircher erforschte in jahrzehntelanger klinischer Arbeit die nicht materielle, ordnende Wirkung der rohen Frischpflanzendiät auf die chronischen Krankheiten, während Hahnemann die immaterielle ordnende Information aus den Substanzen herauslöste und deren Wirkung am gesunden und schließlich am kranken Menschen systematisch erforschte.

Die homöopathische Arzneiwirkung ist hochspezifisch. Nur diejenige Arznei kann den heilenden (ordnenden) Impuls ausüben, die beim Gesunden genau dasjenige Symptomenbild erzeugt, das beim Kranken geheilt werden soll. Daraus geht hervor, dass eine genaue Symptomenerhebung und ein grundlegendes Verständnis der körperlichen und geistigen Verfassung des Kranken eine absolute Voraussetzung dafür ist, dass die richtige Arznei gefunden werden kann.

Alleine kann die Homöopathie die Herz-Kreislaufkrankheiten nicht heilen, hierfür ist die in diesem Buch beschriebene Diätetik und neue Lebensordnung entscheidend. Aber es ist manchmal möglich, gewisse seelische Teilursachen des Bluthochdrucks und gewisse Herzrhythmusstörungen sehr positiv zu beeinflussen, manchmal sogar solche, die jahrelanger Psychotherapie getrotzt hatten. Auch hat sich in der praktischen Erfahrung Nitroglycerin in der tausendsten Potenz (Glonoinum MK) bei stabiler Angina pectoris als ebenso wirksam erwiesen, wie das unpotenzierte Medikament, mit dem Vorteil, dass die unangenehmen Nebenwirkungen wie Hitzewallung und Kopfschmerz kaum in Erscheinung treten und dass es kurzfristig mehrmals wiederholt werden kann. Trotzdem müssen die Patienten immer das unpotenzierte Nitroglycerin bei sich haben und sofort anwenden, für den Fall, dass Glonoinum einmal nicht sofort die Schmerzen zum Verschwinden bringen sollte. Wirkt auch dieses nicht sofort, so kann es sich um einen Herzinfarkt handeln und muss sofort der Notfallarzt benachrichtigt werden. Auch die homöopathische Hochpotenz von Digitalis kann bei gewissen Rhythmusstörungen hilfreich sein. In jedem Fall gehört die homöopathische Therapie in die Hand eines erfahrenen Arztes oder mit dem behandelnden Arzt eng zusammen arbeitenden, in klassischer Homöopathie erfahrenen, Heilpraktikers.

Die neue wissenschaftliche Akupunktur

Die Akupunktur ist eine der ältesten Methoden, die Regulationstätigkeit des Organismus anzuregen und zu leiten.

In den letzten Jahren hat sie in vielen wissenschaftlichen Arbeiten der Grundlagenforschung eine schon recht solide wissenschaftliche Basis erhalten.[192] Die chinesische Medizin hat in ihrer jahrtausendealten Erforschung der therapeutischen Wirkungen aufgezeigt wie die einzelnen Organe, Muskelgruppen und Körperschichten miteinander verschaltet sind. Diese alten Erkenntnisse stimmen mit den neuesten wissenschaftlichen Erkenntnissen über das vegetative Nervensystem und das Grundregulationssystem des zarten Bindegewebes überein. Nach Auffassung der traditionell chinesischen Medizin (TCM) können äußere, z.B. klimatische und jahreszeitliche Einflüsse und innere Faktoren wie Gemütsbelastungen, die Grundregulation aus ihrem vielfältigen Gleichgewicht bringen und so die Krankheiten verursachen. Die sogenannten Meridiane sind – wie die therapeutische Erfahrung aufgezeigt hat – innere Verbindungsbahnen, mit denen die Akupunkturpunkte miteinander verschaltet sind. Elektronenmikroskopische Untersuchungen haben ergeben, dass die Akupunkturpunkte Stellen von 2–4 mm Durchmesser sind, durch welche das molekulare Netzwerk des Grundregulationssystems durch alle Körperschichten hindurchdringt und für den Austausch von Energie und biologischer Information sorgt.[193]

Auch die traditionell chinesische Medizin und Akupunktur kann die kardiovaskulären Krankheiten nicht heilen. Hierzu ist die in diesem Buch angegebene Diät und Ordnungstherapie notwendig. Aber in gewissen Situationen können die

Regulationen stabilisiert und dadurch die Beschwerden gelindert werden.

Die Neuraltherapie

Es handelt sich um eine hochentwickelte Kunst der Injektionstherapie mit Lokalanästhetika.
Die Methode geht auf zwei geniale Ärzte, die Brüder Ferdinand und Walter Huneke zurück, welche anhand eines Zufalls die hochregenerative Wirkung der Lokalanästhesie auf das erkrankte Gewebe entdeckten. Injiziert wird in der Regel Novocain (Procain), in jedem Fall ohne jegliche Zusätze. Das Novocain hat gegenüber den in der Medizingeschichte später synthetisierten Lokalanästhetika die drei Vorteile, dass es das Zellgewebe nur während 20 Minuten betäubt, vom Organismus viel besser toleriert wird und dass es ohne Umwandlung in der Leber sehr rasch durch die Nieren und den Harn ausgeschieden wird. Damit belastet es die Leber und den Stoffwechsel nicht. Allergische Reaktionen werden auch bei Menschen, die an Allergien leiden, nicht beobachtet.

Die Substanz wird mit sorgsamster, äußerst präziser Injektionstechnik an den Bestimmungsort injiziert. Wird dies mit genügend Zeitaufwand und ärztlichem Feingefühl durchgeführt, so sind die Injektionen kaum schmerzhaft. Die Methode ist hocheffizient. Mit jedem Behandlungsschritt darf in der Regel eine lang anhaltende, sofortige Wirkung erwartet werden. Man unterscheidet drei Verfahrensweisen mit klarer Indikation:
a) die rein lokale Infiltration der schmerzhaft entzündlichen Gewebe am Schmerzort,
b) die Segmenttherapie, bei welcher innere Organe über die Reflexverbindungen zwischen den Organen und den ihnen zugeordneten Haut- und Bewegungssegmenten angegangen werden (über die segmentalen Reflexe des Rückenmarks) und
c) die Störfeldtherapie.

Zur Therapie der Herz- Kreislaufkrankheiten hat sich die segmentale Therapie des Sympathikus des Herzens sehr bewährt. Die hinteren Sympathikuswurzeln erreicht man reflektorisch von den Wirbelgelenken des 5. Brustwirbels aus (Zustimmungspunkte des Herzens der Akupunktur) und die vorderen Sympathikuswurzeln von Reflexpunkten am Brustbein aus (den Alarmpunkten des Herzens und Perikards der Akupunktur: Punkt Kg 17 und Kg 14), die man zuerst oberflächlich, dann ganz sachte tief injiziert. Oft lassen sich hierdurch Herzrhythmusstörungen deutlich bessern, manchmal auch beseitigen. Beim Vorhofflimmern bewirkt diese Therapie, dass die Pulsamplitude kleiner wird. Dies bedeutet, dass der Grad der Unregelmäßigkeit sich verringert und dadurch der Patient bedeutende Erleichterung erfährt. Narben von Herzoperationen, besonders des Brustbeins, sind nach unserer Erfahrung starke Störfelder für das Herz. Ihre sorgsame Infiltration mit Novocain bewirkt eine neue, zweite, lockerere Heilung und immer eine deutliche Erleichterung des Befindens und der Leistungsfähigkeit. Oft erzielt man geniale Wirkungen durch Infiltration großer Ganglien (Schaltstationen des vegetativen Nervensystems, welche die automatischen Funktionen steuern).

Auch die Neuraltherapie kann kardiovaskuläre Krankheiten nicht heilen, aber sie kann in gewissen Situationen einen wertvollen Beitrag zu deren Heilung leisten. Gegenanzeigen für die Neuraltherapie sind die starke Gerinnungshemmung mit Cumarinen und ein Leiden an Myasthenie.

Allgemeine Richtlinien zur Behandlung und Verhütung der Arteriosklerose und der Herz-Kreislaufkrankheiten

Die Heildiät, wie sie in diesem Buch gelehrt wird, setzt den therapeutischen Hebel gleichzeitig an allen Hauptpunkten an: an den feinsten Haargefäßen, den Kapillaren, in der Grundsubstanz des zarten Bindegewebes und der Drainage des Lymphsystems, an den Arterien, an den Herzkranzgefäßen, an den Renin und Aldosteron produzierenden Nieren, an den blutdruckregulierenden Arteriolen, an der hormonellen Regulation und der hormonellen Steuerung des Herzens durch die Hormone der Nebennierenrinde und der Schilddrüse, an der Entlastung des Stoffwechsels und der Ausscheidungsorgane und damit auch der Regeneration des Herzmuskels und an der Wiedereinspielung der Blutdruckregulation.

Diese Diät bei der Arteriosklerose und bei der Bluthochdruckkrankheit am Werk zu sehen, ist ein eindrucksvolles Ereignis. Sie senkt in der Regel den erhöhten Cholesterinspiegel in 4–7 Tagen, gleichgültig, ob schwach oder stark erhöht, und sie beeinflusst den erhöhten Blutdruck, falls es sich nicht um eine bereits fixierte Hypertonie handelt, innerhalb von 15–30 Tagen im Sinne der Normalisierung.

Diese Diät ist betont Frischkostreich. Sie führt Pflanzenöle und Fette von höchster biologischer Qualität zu (Pflanzenöle erster Kaltpressung, Nussbutter, Sesam-, Mandelpüree, Vollsoja, Nüsse, Mandeln, Weizenkeime, Leinöl). Sie enthält viel unerhitztes Gemüse und Obst in Frischform als Säfte und Salate, mit ihren blutdrucksenkenden Inhaltsstoffen. Sie verwendet Kartoffelsaft, führt viel Nikotinsäureamid, Vitamin B_6, und PP, Vitamin E und ungesättigte Fettsäuren zu, die alle den Blutdruck senken. Sie „überschwemmt" den Körper geradezu mit Citrusfrüchten, die reich sind an Vitamin C, PP und Flavonoiden, sowie am Leberschutzstoff Rutin, der ebenfalls zur Blutdrucksenkung beiträgt. Sie legt großen Wert auf Würzkräuter, Wildkräuter und Früchte und auf tägliche frische Gemüsebouillon, als mineralstoffreiche Grundlage für alle gekochten Speisen, ferner auf gekeimte Getreidekörner als Zulage und vor allem auf eine blutdrucksenkende Salz- und natriumarme Kostzusammensetzung, in einer Zubereitung, die nach kurzer Umgewöhnung dauernd Essensfreude bereitet. Sie vermeidet die allzu nährstoffreichen Nahrungsmittel und beginnt stets mit Speisen, die angenehm sättigen, ohne den Organismus mit Nährstoffen zu überlasten, so dass die Verminderung der meist übermäßigen Nahrungszufuhr von selbst eintritt. Sie vermindert alle tierische Nahrung massiv, verwendet höchstens 20–30 g Butter und Milchfett und schaltet alles Denaturierte und alles Mastfett aus. Wenn keine Unverträglichkeit für Milcheiweiß besteht, verabreicht sie wenig tierisches Eiweiß in Form von Buttermilch, Molke, Joghurt und Quark. Sie legt Wert auf wohlschmeckende Vollweizen-Kornspeisen und meidet Weißmehl und Zucker.

Im Besonderen ist diese Diät kochsalzarm und kann bei besonders salzempfindlichen Menschen kochsalzfrei oder gar natriumarm gestaltet werden. Sie ist überdies besonders kaliumreich und erreicht dadurch die größtmögliche Entlastung des Kreislaufs. Sie ist mäßig im Fett und Eiweißgehalt überhaupt, sichert durch höchste Qualität in diesen beiden Nährstoffgruppen eine ideale Versorgung bei hochökonomischer Verwertung. Die Fettzufuhr beträgt je nach der vom Arzt verordneten Diät 10 bis 50 bis höchstens 90 g pro Tag. Alkohol, Reiz- und Genussmittel, sowie Tabak, Süßigkeiten und Feinmehlspeisen müssen ganz gemieden werden. Dies fällt aber bei keiner Diät so leicht, wie bei dieser. Die Zubereitung ist, wenn genau nach den Anleitungen, die in diesem Buch angegeben sind, kundig vorgegangen wird, so, dass das Essen, selbst bei völlig salzloser Kost, schmackhaft ist und so viel Freude bereitet, dass die Einhaltung selbst auf unbeschränkte Zeit, falls dies nötig sein sollte, möglich ist. Hier verweisen wir auf das Handbuch Nr. 9: Essensfreude ohne Kochsalz.

Die Notregulationen, die sich während der langen Werdezeit der Erkrankung eingespielt haben, bleiben oft auch dann, wenn das Allgemeinbefinden längst gebessert ist und das Herz sich erholt hat, noch eine Zeit lang bestehen und machen erst allmählich der gesunden Regulation wieder Platz. Wenn in dieser Zwischenzeit mit der Diät aufgehört und auf die alten Gewohnheiten übergegangen wird, so kommt es leicht zu neuen Dekompensationen und Rückfällen. Deshalb muss sich der Erkrankte bewusst sein, dass nach der Entlastungs- und Übungsphase des Heilverlaufes, die sorgsame Kontrolle durch einen hierin erfahrenen Arzt bedürfen, eine Regenerations- und Stabilisierungsphase folgt, die Zeit und Konsequenz braucht und oft zwei Jahre dauert. Auch danach muss die neu gelernte gesunde Lebens- und Ernährungsweise zeitlebens beibehalten werden, was aber nicht schwer fällt, da man inzwischen erlebt hat, dass man sich hierbei viel besser fühlt.

Die Gesundheit des Darms verlangt besondere Aufmerksamkeit. Die Heildiät schafft ein physiologisches Darmmilieu, in welchem die gesunde Darmflora gedeihen kann. Manchmal muss dies durch eine mikrobielle Therapie unterstützt werden, um die Neubesiedlung mit funktionstüchtigen gesunden Darmbakterien zu unterstützen, damit die Fäulnisprozesse ein Ende nehmen und die von einer gesunden Darmflora gelieferten kurzkettigen Fettsäuren und Vitamin B_{12} reichlich produziert werden.

Ganz wichtig ist auch eine den biologischen Vorgaben gerecht werdende Tageseinteilung, eine grundlegende Neuordnung der Lebens- und Verhaltensweise, die den natürlichen Hormonzyklen des Tag-Nachtrhythmus angepasst ist. Herz- und Kreislauf brauchen diese verlässliche Regelmäßigkeit, um sich regenerieren zu können. Ein mindestens zwei-, besser dreistündiger Vormitternachtsschlaf ist notwendig. Die Durchbrechung dieser Regel während mehrerer Nächte führt häufig zu Rückfällen. Am Morgen dagegen darf man ohne weiteres früh aufstehen und nach einem frühen Morgenspaziergang zur Anregung der Atmung und des Kreislaufs und dem leichten Frühstück, diejenigen Arbeiten verrichten, die in den Abendstunden zu verrichten man gewohnt war.

Ganz wichtig ist auch eine Mittagsruhe in der man sich während möglichst einer Stunde hinlegt. Zwei längere Spaziergänge von insgesamt mindestens einer Stunde sind für die Heilung unbedingt notwendig. Noch viel besser wirken längere Spaziergänge oder tägliches Wandern, so dies möglich ist. Dabei sind keine Gewaltleistungen sinnvoll, sondern eine langsame angepasste Steigerung bei leicht kühler Bekleidung.

Die Atmung ist die einzige vitale Funktion, die wir mit dem Willen beeinflussen können. Eine ruhige, in sich vertiefte Atmung bis hinab in den Bauchraum kann mithelfen, den Blutdruck beträchtlich zu senken. Man übe mehrmals einige Minuten pro Tag in entspannter Lage ein völlig entspanntes, wohliges, gedehntes Ausatmen bis zu dem Punkt, wo unwillkürlich die Einatmung wieder einsetzt.

Wann immer möglich übe man eine tiefe Entspannung, Man stelle sich sein ganzes Gewicht vor und versuche es in seiner ganzen Schwere zu empfinden und auf der Unterlage lasten zu lassen, bis, als Zeichen der Entspannung, wohlige Wärme in den Gliedern sich breit macht. Man übe das immer wieder, bis es leicht geht.

Wichtig ist auch die Hautpflege morgens durch Trockenbürsten und kühles Abreiben mit einem feuchten Waschlappen.

Eine kleine Hydrotherapie kann man an sich selbst ausführen. Bei schwerem, vollem Unterleib bringt ein nächtlicher Leibwickel eine ebenso einfache, wie wirksame Hilfe. Im Leibwickel sinkt der Blutdruck in der Nacht besonders stark ab und es entsteht eine wohltuende Entspannung. Armbäder mit ansteigender Temperatur entlasten einfach und wirksam Blutdruck und Herz: Die Arme bis Mitte Oberarm in ein Wasserbad von 36 °C legen und die Temperatur durch Zufließen lassen von heißem Wasser im Verlauf von mindestens 7 Minuten langsam auf 42 bis 45 °Celsius steigern bis leichter Schweißausbruch eintritt. Nach weiteren 10 Minuten leicht zugedeckt Nachruhen. Dasselbe mit den Füßen, bis Mitte Waden oder mit Armen und Füßen zugleich.

Sonnenbäder sind, außer bei Hypertonie, sehr wertvoll für die Heilung, wenn mit 5 Minuten pro Körperseite begonnen und ganz langsam bis auf 15 Minuten pro Körperseite gesteigert wird. Dabei soll der Kopf bedeckt sein und keine Sonnenschutzcreme angewendet werden, da diese die Wirkung des UV-B-Spektrums des Sonnenlichtes ausfiltern würde. Nach jedem Sonnenbad soll man sich kühl waschen und ausruhen.

Ganz wichtig ist auch, sich vor seelischen Belastungen zu schützen. Man versuche, soweit dies irgendwie möglich ist, sich von Situationen mit gespannter Atmosphäre fern zu halten, vermeide belastende Diskussionen und halte sich fern von Situationen, die Verkrampfung und Ärger mit sich bringen, vermeide dringend gesellschaftlichen Leerlauf, besonders mit später Nachtruhe und erkämpfe sich eine Stunde des Alleinseins pro Tag, wobei man Gedanken und Gefühle ordnen und werten kann. Man sammle seine Aufmerksamkeit bewusst auf aufbauendes und freudiges Denken.

Die Heildiät

Wie wir gesehen haben, entstehen die Herz-Kreislaufkrankheiten auf dem Boden allgemeiner Unordnung der Lebens- und Ernährungsweise. Wer die Arteriosklerose mit all ihren gefährlichen Komplikationen wie Herzinfarkt und Hirnschlag verhüten und die schon früh in der Kindheit beginnenden Veränderungen in den Arterienwänden beseitigen will, kommt nicht darum herum, sich von allgemeinen Vorstellungen und vermeintlichen gesellschaftlichen Zwängen zu lösen, und das eigene Leben selbst in die Hand zu nehmen und neu zu ordnen, gerade so, wie es unserer biologischen Natur entspricht. Damit erhält der Organismus die Voraussetzungen zurück, die er benötigt, um die bis dahin entstandene Unordnung im Stoffwechsel und die gefährlichen Verschlackungen der Matrix der Zwischenzellgewebe zu beseitigen und die äußerst komplexe und genial konzipierte Regulationsfähigkeit unseres biologischen Systems wieder herzustellen.

Kein gesellschaftlicher Anlass, keine Party verlangt heute noch, dass Alkohol getrunken und ungesunde Snacks gegessen werden. Im Gegenteil: die alte Gesellschaftlichkeit mit Trinken von Wein, Bier, Spirituosen ist zur Banalität und eine stille, vornehme Abstinenz zur vornehmen Zurückhaltung geworden, die oft heimliche Bewunderung heischt. Dabei kann es geschehen, dass gewisse Anlässe langweilig werden, da das dumme, überlaute Gerede derjenigen, die daran sind, Alkohol zu trinken, weder Interesse weckt, noch Freude bereitet. Dafür bleiben die eigenen Gedanken klar und können nicht überlistet werden.

In der Arbeitspause kann es helfen, daran zu denken, dass der Kaffee nur kurzfristig die geistige Trägheit und Gereiztheit, die er langfristig erzeugt hat, vermindert, um danach noch mehr Müdigkeit, Gereiztheit und geistige Trägheit zu hinterlassen. Auch hilft es, daran zu denken, dass Kaffee und Alkohol verschiedene Krebsarten stark begünstigen.

Gar vieles regte den Appetit an, besonders geröstete oder in Fett gebratene Speisen und mit appetitanregenden Substanzen versetzte Erzeugnisse der Nahrungsindustrie, Schokolade, süßes, salziges oder mit Käse zubereitetes Gebäck. Hat man sich bisher an der allgemein verbreitete Fehlernährung beteiligt, so ist der eigene Geschmackssinn an diese übertriebenen Geschmacksrichtungen gewöhnt, abgestumpft und verkümmert.

Auch das eigene Sättigungsgefühl ist verkümmert, so dass nicht selten erst dann wir Sättigung empfinden, wenn der Magen und der Stoffwechsel mit sinnlos zugeführten Nahrungsstoffen überfüllt und überlastet ist. Oft haben sich Attacken von Heißhunger hinzugesellt, die man durch rasches Auffüllen und Beruhigen des Magens und durch Naschereien gestillt hat, um innere Leere auszufüllen, was die Heißhungerattacken in einer Art Teufelskreis noch verstärkt. Dann sind die natürlichen Regulationsmechanismen für den Appetit und das Körpergewicht zusammengebrochen und leiden die meisten an zumal groteskem Übergewicht und einzelne Menschen an Abmagerung und Auszehrung, je nach hergebrachter Konstitution.

Der Körper muss lernen, all diese tief eingewurzelten Störungen zu beseitigen. Man muss ein neues Appetitverhalten erlernen, indem man nicht nur mit dem Gaumen und Geruchssinn isst, sondern auch die Menge und Zusammensetzung der Nahrung mit dem Empfinden seines ganzen Körpers auswählt. Im Magen, im Darm, in allen Zellgeweben, bis in die Finger- und Zehenspitzen kann man fühlen, ob eine Speise einen belastet hat oder gut bekommen ist. Dies ist ein neues, ursprüngliches zweites Appetit- und Sättigungsverhalten, das durch die jahrelange biologisch gesehen falsche Ernährungsweise verloren gegangen ist. Auch wurde die innere Erwärmung und die Blutdrucksteigerung einer Eiweiß- und salzreichen Mahlzeit bisher meist als Energiegewinn fehlgedeutet und die durch solche Mahlzeiten erzeugte Müdigkeit als Sättigung verstanden und mit einer Tasse Kaffee übertüncht.

Am schnellsten und zuverlässigsten lassen sich all diese Fehldeutungen und das gestörte Appetitverhalten beseitigen, wenn eine Ferienzeit zum Beginn der neuen, geordneten Lebensweise genutzt wird. Wer noch geraucht hat, soll schon vorher die Menge jeden Tag um 1 Zigarette reduzieren, bis auf fünf pro Tag und auf jeden Alkoholkonsum verzichten. Vom Rauchen und Alkohol ganz loszukommen, ist eine naturgegebene Voraussetzung für die Verhütung und Heilung der kardiovaskulären Krankheiten. Besonders beim Rauchen, aber auch beim Alkohol besteht eine enorme, chemische Abhängigkeit, die oft eine stationäre Entzugsbehandlung notwendig macht. Während dieser kann die diätetische Therapie bereits begonnen werden.

Die praktische Durchführung der Heildiät

Nach sorgsamer Überprüfung des Stoffwechsels beginnen wir in der Regel mit der ersten Diätstufe. Sind Diabetes, Gicht oder Nierenschäden vorhanden, so muss die Stoffwechselumstellung langsamer erfolgen, das heißt mit der zweiten Diätstufe, unter sorgsamer Überwachung der Laborwerte durch den behandelnden Arzt. Wir verweisen hierzu auf unsere präzisen Anweisungen des Bircher-Benner Handbuches Nr. 4: Frischsäfte, Rohkost und Früchtespeisen, dessen Studium wir in jedem Falle dringend empfehlen.

Manche Menschen haben die Erfahrung gemacht, dass sie Rohkost schlecht vertragen haben. Wenn das Darmmilieu wegen hohem Eiweißkonsum alkalisch ist, besteht immer eine mehr oder weniger stark ausgeprägte bakterielle Fehlbesiedlung des Dickdarms, oft auch des Dünndarms und des Magens mit anaeroben Keimen, welche Fäulnisgase produzieren und oft auch einen Pilzbefall zulassen. Diese Menschen leiden meist auch unter Blähungen, Sodbrennen und Unregelmäßigkeiten des Stuhlgangs. Ein solches gestörtes Darmmilieu ist ein Riesenstörfeld und für die Verdauung der Rohkost nicht vorbereitet, so dass sich Blähungen und Unwohlsein anfangs verstärken können. Gerade diese recht häufige Situation kann mit einer zwei bis dreiwöchigen ersten Diätstufe, mit unserer Frischsaft-Mandelmilchdiät zuverlässig überwunden werden. Danach wird die Rohkost problemlos vertragen. Hier verweisen wir auf das Bircher-Benner Handbuch Nr. 14 für Magen- und Darmkranke.

Bei unseren Diätstufen I bis III handelt es sich um eine vegane Heildiät, welche eine tiefgreifende Regeneration und Entgiftung aller Gewebe bewirkt. Die IV. Diätstufe ist eine rohkostreiche Vollwertkost mit vorsichtiger Zugabe von maximal 30 g Frischbutter oder Rahm, Buttermilch, Joghurt oder Quark. Sie dient der weiteren Ausheilung und Gesunderhaltung nach unterschiedlich langer Dauer der vorgeschalteten veganen Diätstufen I bis III.

Für den Stoffwechsel ist die vegane Rohkost der Stufen I und II äußerst ökonomisch, denn sie liefert alle wichtigen Nahrungs- Vital- und Mineralstoffe die wir benötigen in optimalem Zusammensetzung und biologischer Verfügbarkeit und keinerlei belastenden Überfluss. Diese Diätstufen liefern das höchste regenerierende Energiepotential. Sie schonen und regenerieren die Verdauungsorgane und ganz besonders die Leber und die Nieren, die für den Lipidstoffwechsel und die Blutdruckregulation so wichtig sind. Zudem bewirkt diese Diät eine rasche, äußerst kräftige Diurese (Ausscheidung von Wasser und Toxinen) aus allen Geweben und dadurch eine rasche Entlastung des Herzens und des Kreislaufs.

Die Darmflora wird nach und nach regeneriert, so dass im Darminnern die Fäulnis erzeugenden Anaerobier und Candidapilze durch Aerobier ersetzt werden und andere pathogene Keime verdrängen. Krankhafte Escherichia-colistämme werden durch gesunde Stämme ersetzt. Dies erkennt man daran, dass der Stuhl weich und gelblich wird. Die Ballaststoffe der pflanzlichen Nahrung werden durch die gesunde Darmflora in kurzkettige Fettsäuren, besonders Buttersäure, abgebaut, welche für die Ernährung der Zellen der Darmschleimhaut äußerst wichtig sind und diese vor Krebsentartung schützen.

Entzündungserscheinungen im Darm bilden sich zurück und die Schleimhaut wird wieder von einer schützenden Schleimschicht überdeckt mit hohem Gehalt an IgA-Antikörpern, die den Lymphozyten des enteralen Immunsystems erlauben, fremd und eigen sauber zu unterscheiden. Auf diese Weise wird das Immunsystem schon nach wenigen Wochen nur noch mit optimal immunkompetenten Zellen versorgt, so dass Allergien und Autoimmunreaktionen sich allmählich, über Monate, zurückbilden.

Das Grundsystem des zarten Bindegewebes wird durch die Rohkost befähigt, die eingelagerten Stoffwechselabfallprodukte wie degenerative Eiweiße, Amyloide und oxydierte Lipide, so das oxydierte LDL-Cholesterin, über die Lymphwege auszuscheiden. Dadurch wird von Monat zu Monat die Funktion des Proteoglykannetzwerkes als Molekularsieb und Speicher- und Leitungssystem biologischer Information wieder hergestellt. Dadurch kommt die Regulationsfähigkeit nach und nach zurück.

Den roten Blutkörperchen gibt die Rohkostdiät schon nach wenigen Tagen die Fähigkeit zurück, sich beim Durchgang durch die Haarnadelgefäße (Kapillaren) zu verformen. Dadurch werden alle Körpergewebe optimal mit Sauerstoff versorgt, so dass sie sich regenerieren können und die Viskosität des Blutes geht zurück, so dass die Gefahr von Thrombose und Embolie nachlässt.

Bestehen Nahrungsunverträglichkeiten, so erarbeiten wir nach weitreichender allergologischer Austestung einen individuellen Diätplan, der eingehalten werden soll, bis die Unverträglichkeiten verschwunden sind.

Wenn gefährliche Arterioskleroseherde bereits vorhanden sind, muss die Rohkostdiät der Stufen I und II über viele Monate beibehalten werden, damit diese sich so rasch wie nur möglich zurückbilden. Wenn der Bluthochdruck noch nicht fixiert ist, misst man bei Entspannung und im Schlaf normale Werte. Dann sinkt er in aller Regel innert weniger Wochen deutlich ab. Auch dann soll die Rohkostdiät bis zur vollständigen Normalisierung des Blutdrucks beibehalten werden. Blutdrucksenkende Mittel können in dieser Situation, unter Kontrolle des behandelnden Arztes, allmählich reduziert und schlussendlich abgesetzt werden. Bei fixierter Hypertonie mit konstant hohen Werten braucht die Heilung viele Monate, oft zwei Jahre, da sich hier die strukturellen Veränderungen zuerst zurückbilden müssen. Auch hier gewinnt man viel, wenn man die Diätstufen I und II möglichst lange beibehält. Danach kann auf die dritte Diätstufe übergegangen werden um aber immer wieder Rohkostwochen einzuschalten. Der Anteil an gekochter Kost soll ⅓ der Mahlzeit nie überschreiten.

Auch die vierte salzarme Diätstufe mit ein wenig Buttermilch, Sauermilch, Joghurt und maximal 30 g Frischbutter oder Rahm, trägt zur weiteren Ausheilung der Arterien bei. Sie ist geschmacklich sehr angenehm und dadurch als Dauerkost sehr geeignet. Zu ihr soll erst übergegangen werden, wenn der Blutdruck sich normalisiert hat und keine bedeutenden Verengungen in den Arterien mehr nachgewiesen werden können.

Die Diätstufen

Die Diätstufe I,
Die Frischsaft-Mandelmilchdiät

In den frisch zentrifugierten Säften sind die Pflanzenzellen aufgeschlossen. Sie sind äußerst reich an Vitaminen, Enzymen und sekundären Pflanzenstoffen mit pharmakologischer Wirkung. Die Pflanzenfaserstoffe der Zellwände sind teilweise entfernt. In dieser Form ist die vegetabile Rohkost äußerst leicht verdaulich und bewirkt die rascheste Umstellung des Milieus im Magen-Darmtrakt und im

Stoffwechsel. Die Mandelmilch ist, wenn frisch und richtig zubereitet, angenehm zu trinken. Sie gleicht in ihrer Zusammensetzung der Muttermilch und enthält die essentiellen, mehrfach ungesättigten Fettsäuren, welche die kräftige antioxydative Wirkung der Pflanzenfrischsäfte unterstützen. Ergänzend sollen täglich mindestens 2 × 2 Esslöffel frisches, kalt gepresstes Leinöl, entweder in die Säfte bzw. bei Stufe II in das Birchermüesli und die Salatsauce eingemischt oder direkt mit dem Löffel eingenommen werden. Dies ist ganz wichtig, um die Versorgung mit Omega-3-Fettsäuren und ein korrektes Verhältnis der Omega-6- zu den Omega-3-Fettsäuren sicherzustellen. Die Säfte müssen unbedingt immer ganz frisch, direkt ab der Presse, getrunken werden, damit sie das volle Energiepotential enthalten. Auch sollen sie langsam, schluckweise genossen werden. Wer die Fruchtsäure anfangs nicht gut verträgt, soll ⅓ Reisschleim beifügen. Auch kann etwas Banane eingemixt werden, um die Fruchtsäuren zu binden. Wenn keine Gewichtsreduktion notwendig ist, dürfen zusätzlich ungeröstete Mandeln, Nüsse, Sonnenblumen-, Pinien- und Kürbiskerne gegessen werden. Im Handbuch Nr. 4 finden Sie diese Diät ausführlich beschrieben, dessen Lektüre wir dringend empfehlen. Sie wird folgendermaßen zusammengestellt:

Morgens und abends:
2 verschiedene frisch zentrifugierte Obstsäfte
1 Mandelmilch
Mandeln und Nüsse
Kräutertee

Mittags:
2 verschiedene Obstsäfte
1 Mandelmilch
1 Gemüsesaft
Mandeln und Nüsse
Kräutertee

Meistens sind zwei dl pro Saft genügend, so dass man keinen Hunger verspürt. Ansonst darf die Menge durchaus erhöht werden. Man kann auch einen oder zwei Obstsäfte durch Gemüsesaft ersetzen, kann verschiedene Früchte oder Gemüse miteinander mischen. Den erdigen Geschmack der Wurzelgemüse kann man mit einer sonnengereiften Frucht aufhellen, so zum Beispiel den Rote-Bete-Saft (Randen) mit etwas Ananas oder Birne, den Karottensaft mit Apfel. In den Mischungen darf man kreativ sein. Sehr beliebt ist zum Beispiel Karotte mit Sellerie, Tomate und wenig roher Kartoffel oder Fenchel. Salatblätter wie Spinat, Kopfsalat, Endivien usw. sind wertvoll und können zu geschmacklich interessanten Saftmischungen beitragen, so auch die Beigabe von etwas Zwiebel oder ganz wenig Knoblauch, die für die Heilung der Arteriosklerose besonders wertvoll sind. Zwischen den Mahlzeiten darf man verschiedenste Tees trinken, aber es soll kein Schwarz- und Grüntee sein, wegen deren Koffeingehalt. Sollte ein Reizmagen bestehen, kann eine kleine rohe Kartoffel mit einem Apfel zentrifugiert und, langsam getrunken, das Sodbrennen lindern. In diesem Falle muss immer ⅓ Reis- oder Gerstenschleim allen Säften beigefügt werden, bis der Magen sich beruhigt hat. In diesem Fall empfehlen wir dringend die Lektüre des Handbuches Nr. 14 für Magen- und Darmkranke. Darin findet man wertvolle Erklärungen und Tabellen, so dass geeignete, den Magen beruhigende Gemüse und Früchte gewählt werden können, so auch bei Verdauungsstörungen. Passende Frischkräuter dürfen zur Dekoration auf den Gemüsesaft gelegt werden. Auch darf, wenn man danach Verlangen hat, nach der Saftmahlzeit täglich ein- bis zweimal eine aus Frischgemüsen zubereitete Gemüsebouillon mit Frischkräutern gegeben werden, die aber salzarm zubereitet werden muss.
Rohe Kartoffeln dürfen nur in kleiner Menge verwendet werden (1 kleine Kar-

toffel (Mahlzeit), wegen des Solaningehaltes.

Manchmal kündigen sich anfangs, besonders um den dritten Tag, knappe Blutzuckerspiegel an, durch Unwohlsein und Schwäche. Darum empfehlen wir, immer ein paar Rosinen bei sich zu tragen, welche jederzeit eingenommen werden können und dies rasch beseitigen. Solche Umschaltreaktionen des Stoffwechsels machen sich häufig um den dritten Tag bemerkbar. Ist man berufstätig, soll man darum besser ab dem 3. Tag für 1 bis 2 Tage auf die II. Diätstufe übergehen, damit diese Reaktionen weniger spürbar werden. Auch hierzu gibt die Lektüre des Handbuches Nr. 4 äußerst wertvolle Hinweise. Wurde bis zum Diätbeginn noch Kaffee getrunken, können sich Kopfschmerzen als Entzugssymptom bemerkbar machen, die nach 2 bis 3 Tagen wieder verschwinden. Während dieser Diätstufe soll man viel ruhen, abwechselnd mit kurzen Spaziergängen. In jedem Fall empfehlen wir die Begleitung durch einen in dieser Therapie kundigen Arzt.

Die Diätstufe II
Die vegetabile Rohkostdiät
Sie führt die eingeleitete Heilung des Darmmilieus und des Stoffwechsels kräftig weiter und erlaubt volle Arbeitsfähigkeit. Wohl ist man während der Rohkostdiät manchmal etwas verträumter, trotz voller geistiger und körperlicher Leistungsfähigkeit. Zu verdrängten Gefühlen und Traumen findet man leichter Zugang, so dass diese neu und besser verarbeitet werden können. Abgesehen davon wirkt sie stimmungsaufhellend. Der ganz wichtige Vormitternachtsschlaf muss unbedingt eingehalten werden. Im Nachmitternachtsschlaf vertieft sich das Traumerleben und die Träume werden dem Bewusstsein besser zugänglich, er dient seelischer Gesunderhaltung aber viel weniger der Erholung.

Frühstück und Abendessen:
Birchermüesli mit Zugabe von 2 Esslöffeln Leinöl, die auch separat eingenommen werden können.
Mandelmilch
Mandeln und Nüsse
Kräutertee

Mittagessen:
Zum Beginn Obst, eventuell ein Obst- oder Gemüsesaft, Mandelmilch, Nüsse und Mandeln und Tee oder Wasser.

Dann eine fröhlich dekorierte Rohkostschale mit einem Salat aus einem Wurzelgemüse, einem Zweiten als Blattsalat und einem Dritten aus einer Gemüsefrucht (z.B. Tomate, Gurke), damit alle Inhaltsstoffe vorhanden sind. Man achte auf eine dekorative Farbzusammenstellung, bereichere die Rohkostschale mit Frischkräutern und passenden Nüssen oder Kernen. Wenn vertragen gebe man frische Zwiebel und etwas frischen Knoblauch dazu. Danach darf, so dies gewünscht wird, eine aus frischem Gemüse zubereitete, salzarme, mit Frischkräutern dekorierte Bouillon gereicht werden.

Im Rezeptteil finden Sie bewährte Wochenpläne und interessante Rezepte, auch für die Salatsaucen, die unbedingt nach diesen Anleitungen selbst zubereitet werden müssen.

Die Diätstufe III
Nach genügend langer Rohkostdiät kann bei Verlangen nach warmen Speisen immer wieder auf diese vegane Diätstufe übergegangen werden. Sie entspricht der II. Diätstufe, nur dass mittags, anschließend an die Rohkost, schonend gedämpfte Gemüse mit ein wenig Pellkartoffeln oder Kartoffelpüree oder Vollreis, Buchweizen, Quinoa, oder Mais gegeben werden. Der Anteil der warmen Speisen soll nach der Rohkost genossen werden und ⅓ der Gesamtmenge der Mittagsmahlzeit nicht überschreiten. Auch soll der Gemü-

seanteil darin überwiegen. Man muss sich aber bewusst sein, dass sich das Körpergewicht mit dieser Diätstufe nicht mehr weiter reduziert, so dass bei Übergewicht immer wieder und während vieler Tage bis Wochen auf die reine Rohkost übergegangen werden muss, bis das Idealgewicht erreicht ist. An den Rohkosttagen kann das Bedürfnis nach warmer Speise weiterhin mit Gemüsebouillon und warmem Tee abgedeckt werden. Besonders bei dieser und der nächsten Diätstufe ist es für die Regulation des Magen-Darmtraktes und des Stoffwechsels ganz wichtig, daran zu denken, die Mengen der Mahlzeiten klein zu halten und diese langsam einzunehmen und sorgfältig zu kauen. Wenn das Körpergewicht nicht weiter reduziert werden muss, darf zum Frühstück und Abendessen etwas Vollkornbrot mit Nussbutter zugegeben werden.

Die Diätstufe IV

Hier handelt es sich um eine moderne vegetarische Vollwerternährung, die den neuesten Erkenntnissen der Ernährungswissenschaft weiterhin gerecht wird. Sie entspricht der III. Diätstufe, nur dass maximal 30 g Frischbutter oder frischer Rahm, Buttermilch, Naturjoghurt und Quark verwendet werden dürfen. Nussbutter ist der Frischbutter vorzuziehen. Diese Diätstufe ist nicht gesünder als die III. Stufe, jedoch ermöglicht sie mehr Abwechslung und ist dadurch sehr angenehm und appetitlich und trotzdem geeignet für die Verhütung der Herz- und Kreislaufkrankheiten und die Erhaltung der Gesundheit insgesamt.

Allerdings hat die industrielle Verarbeitung der Kuhmilch, besonders die Homogenisierung und noch mehr die Uperisierung bewirkt, dass heute bei sehr vielen Menschen eine Milchintoleranz entstanden ist. Butter, Vollrahm und Kondensmilch werden dann sogar besser vertragen als homogenisierte, pasteurisierte Milch, Joghurt und Quark. Oft werden diese Unverträglichkeiten als Laktoseintoleranz fehlgedeutet. Zur Homogensierung wird die Frischmilch unter 5 Atmosphären Druck gesetzt und danach auf eine heiße Platte gespritzt. Dadurch verändert sich die räumliche Struktur der großen Moleküle, so dass das Milchfett nicht mehr aufrahmen kann. Diese verkrüppelten Eiweißmoleküle erkennen die Immunzellen des enteralen Immunsystems als verdächtig und melden sie an Antikörper-produzierende B-Zellen, welche Immunantikörper vom Typ IgG4 bilden, als Ursache einer mehr oder weniger ausgeprägten Milchunverträglichkeit. Dabei kann es sein, dass man ein besonderes, paradoxes Verlangen nach Milch oder aber eine Milchabneigung hat oder auch bloß unspezifische Verdauungsstörungen nach dem Genuss von Milch, Buttermilch, Quark oder Joghurt, bis hin zu Bauchschmerzen oder leichtem Durchfall. Dabei sind die IgE-Antikörper gegen Albumin und Globuline der Milch meist noch nicht nachweisbar, welche Zeichen einer massiven Milcheiweißallergie wären.

Die Milchunverträglichkeit kann meistens durch die Anamnese erfasst werden. Im Zweifelsfall kann man sie allergologisch austesten. Ist sie vorhanden, so lohnt es sich, bei der dritten Diätstufe, der veganen Diät zu bleiben, da man sich dadurch wesentlich besser fühlt und die Heilung besser voranbringt.

Bei langdauernder veganer Diät muss der Vitamin B_{12}-Spiegel überwacht werden. Bei gesunder Darmflora produzieren Dickdarmbakterien Vitamin B_{12}. Trotzdem ist bei langdauernder veganer Diät der Vitamin B_{12}-Spiegel meistens leicht unter der offiziellen Norm der Menschen, die auch Milchprodukte und Fleisch essen, ohne dass aber Zeichen eines B_{12}-Mangels im Blutbild oder gar in Form der gefährlichen Sensibilitätsstörungen an den Füßen in Erscheinung treten. Wenn nicht durch Vitamintabletten, so kann das Vitamin B_{12} durch biologischen Hefeextrakt oder Sanddorn zugeführt werden, eine sehr wertvolle Pflanze, die pflanzliches Vitamin B_{12} enthält.

Sekundäre Pflanzenstoffe

Pflanzliche Nahrungsmittel enthalten Substanzen mit pharmakologischer Wirkung. Man nennt sie sekundäre Pflanzenstoffe, im englischen Sprachraum Phytochemicals. In tierischer Nahrung gibt es keine Substanzen mit pharmakologischer Wirkung. Im Bircher-Benner Handbuch Nr. 4 werden sie eingehend beschrieben. In der Diät zur Verhütung und Heilung der Arteriosklerose, des Bluthochdrucks und der Herz-Kreislaufkrankheiten, lohnt es sich, Nahrungsmittel zu begünstigen, welche geeignete sekundäre Pflanzenstoffe besonders reichlich enthalten.

Nahrungsmittel mit besonders starker antioxydativer Wirkung

Alle Früchte und Gemüse sind reich an Flavonoiden und Carotinoiden (Xanthinen) mit ausgeprägter antioxydativer Wirkung. Flavonoide sind besonders in den Randschichten von Gemüse und Obst vorhanden und gehen durch das Schälen verloren. Die Wirkung der Carotinoide geht durch das Kochen verloren.

Rohkosttherapie zur Verhütung von Thrombose und Embolie

Gerinnungshemmend wirken ganz besonders rohe Zwiebeln und Knoblauch und die flavonoidhaltigen Gemüse und Früchte, wegen ihres hohen Polyphenolgehaltes. Diese Nahrungsmittel hemmen die Aggregation der Blutplättchen (Thrombozytenaggregationshemmung).[194] Beim Ajoen haltigen Knoblauch ist diese Wirkung am stärksten und durchaus vergleichbar mit der Wirkung von Aspirin (Acetylsalicylsäure).[195]
Ajoen kann nur in frischem Knoblauch nachgewiesen werden. Knoblauchpulver und -extrakte, gekochter oder gebratener Knoblauch sind diesbezüglich unwirksam. Ajoen des Knoblauchs und Allicin der frischen Zwiebel hemmen genauso wie die Flavonoide der Früchte und Gemüse und die Sulfide der Zwiebelgewächse die Thrombozytenaggregation auch über die Hemmung von Enzymen, welche die Bildung der Thromboxane bewirken (katalysieren). Ähnliche Wirkungen auf die Blutplättchenaggregation wurden auch für die Polyphenole der Außenschichten der Früchte und Gemüse nachgewiesen. In einer epidemiologischen Studie zeigten Herz-Kreislaufpatienten mit der höchsten Flavonoidaufnahme durch Zitrusfrüchte und Obst in ihrer Nahrung die niedrigste Rate an Todesfällen.[192] Flavonoide gehen durch Schälen von Obst ganz und durch lange Lagerung teilweise, nicht jedoch durch Kochen verloren.

Besonderheiten der Rohkosttherapie gegen Bluthochdruck

Eine ballaststoffreiche (pflanzliche) Nahrung senkt den Blutdruck auf unterschiedlichen Wegen.[196] Gewisse Ballaststoffe werden durch Darmbakterien zu kurzkettigen Fettsäuren abgebaut, welche blutdrucksenkend wirken. Pektine sind wasserlösliche Ballaststoffe in Äpfeln, Bananen und Zitrusfrüchten mit blutdrucksenkender Wirkung. Koffein und Theophyllin aus Kaffee und Schwarztee verdrängen Adenosin von seinen Rezeptoren an den Zellen und erhöhen dadurch den Blutdruck. An den Neuronen des Gehirns blockiert Adenosin bei Überlastung des Nervensystems den Eindrang von Informationen in die Hirnzellen (Neurone), um diese vor Erschöpfung zu schützen. Koffein blockiert die Rezeptoren für Adenosin. Durch das Kaffeetrinken wird dieser wichtige Schutzmechanismus für die Hirnzellen ständig sabotiert und dadurch erschöpfen sich die Hirnzellen auf die Dauer in gefährlicher

Weise. Aus Knoblauch wurden blutdrucksenkende Stoffe isoliert, darunter Adenosin und Allicin. Diese Wirkung von frischem Knoblauch kann bei der Therapie der Hypertonie genutzt werden.

Besonderheiten der Rohkosttherapie zur Senkung des Cholesterinspiegels
Cholesterin wird in der Leber gebildet und dient als Ausgangssubstanz zur Synthese der primären Gallensäuren und der Steroidhormone (Cortisol, Geschlechtshormone). Pflanzliche Lebensmittel enthalten kein Cholesterin, dafür cholesterinsenkende Inhaltsstoffe. Die Saponine der Hülsenfrüchte senken das Cholesterin, indem sie dessen Rückresorption im Darm vermindern. Die primären Gallensäuren synthetisiert die Leber aus Cholesterin und gibt diese über die Gallenwege in den Darm für die Fettresorption, wonach sie als Fettmyzelen über die Pfortader zur Leber zurückgelangen (enterohepatischer Kreislauf). Nur ein kleiner Teil der primären Gallensäuren werden im Darm durch die Bakterienflora zu sekundären Gallensäuren umgewandelt und ausgeschieden. Die Saponine erhöhen diese Ausscheidung durch Verseifung und senken dadurch den Cholesterinspiegel wirksam. Bohnen und Luzerne sind besonders reich an Saponinen. Kaltgepresste Pflanzenöle enthalten Phytosterine. Sie senken den Cholesterinspiegel auf verschiedenen Wegen.[197]
Tovotrienole der Vollkornsamen von Roggen, Gerste und Hafer und Palmöl, Haferöl und Gerstenöl hemmen die Synthese von Cholesterin. Das Allicin des Knoblauchs, Carotinoide der Früchte und Gemüse, die Vitamine C und E und Anthozyanine der Auberginen senken das LDL-Cholesterin (low density cholesterol) wirksam, ohne das HDL-Cholesterin zu beeinflussen. Wir haben gesehen, dass LDL-Cholesterin keine Arteriosklerose verursacht, wenn es nicht durch den oxydativen Stress einer falschen Ernährungs- und Lebensweise auf dem Weg von der Leber zu den Zellgeweben oxydiert (ranzig geworden) ist und dass es für die Hirnentwicklung und Gedächtnisleistung und für die Membranstabilität aller Zellgewebe äußerst wichtig ist. Im Gegensatz zur Statinmedikation senkt die vegetabile Diät das LDL-Cholesterin nicht zu stark, sondern in idealem Maße und schützt dieses mit ihrer starken antioxydativen Wirkung zugleich zuverlässig vor der gefährlichen Oxydation.

Sehr oft gehen die kardiovaskulären Krankheiten mit Diabetes Typ II einher. Die vegetabile Rohkost bietet sehr wirksamen Schutz gegen Diabetes. Hier verweisen wir auf unsere Bircher-Benner Handbücher Nr. 4 und Nr. 7. Gleichzeitig bietet die vegetabile Rohkost den besten Schutz gegen Adipositas als Risikofaktor für kardiovaskuläre Krankheiten und Magersucht. Hier verweisen wir auf unsere Bircher-Benner Handbücher Nr. 14 und 26.

Im Rezeptteil finden Sie sehr bewährte und bekömmliche Rezepte aus der weltbekannten Bircher-Benner-Klinik und Wochenpläne, was die Durchführung der Diät leicht macht.

Speisezettel

Menü-Zusammenstellungen bei verschiedenen Rohkost-Diätformen

1. Frischsaftfasten (Bett-Safttag)

Morgens und abends:
200 g Fruchtsaft
mittags:
200 g Fruchtsaft oder
200 g Gemüsesaft (Tomaten- oder Karottensaft oder gemischten Tomaten-, Karotten-, Spinatsaft.
Je nach der Jahreszeit
Orangen- und Mandarinensaft
Grapefruit- (Pampelmusen-) Saft
Beerensäfte
Traubensäfte
Zwetschgen- und Pflaumensäfte
Pfirsichsaft
Aprikosensaft
Kakisaft
Apfel- und Birnensaft (frisch gepresst)

Diese Säfte können auch kombiniert werden, z.B. Beeren- mit Pfirsich- oder Aprikosensaft, Aprikosen- mit Orangensaft, Apfel- mit Birnensaft usw.

Heute gibt es viele Menschen, die eine Magenschleimhautentzündung oder gar ein Magengeschwür haben, oft ohne dass sie es selbst wissen. Dabei besteht meist Empfindlichkeit gegenüber Obstsäuren. Sie meiden deshalb rohes Obst, dabei brauchen gerade diese Patienten lebensfrisches Obst; vor allem Zitronensäure, Traubensäure und Apfelsäure sind für sie von besonderem Wert. Wenn man die Fruchsäuren durch Zugabe von Pflanzenschleim auf geeignete Art bindet, werden sie ohne weiteres vertragen (siehe Rezepte für Schleime).

Je nach ärztlicher Verordnung kann das Frischsaftfasten ein bis mehrere Tage, ja zwei bis drei, selten bis vier Wochen, durchgeführt werden. Ärztliche Überwachung während des Fastens und des Wiederaufbaues danach ist wichtig (s. Tabellen S. 106). Wird eine milde Wirkung des Fastens gewünscht, im Sinne der allgemeinen Entgiftung, der Entwässerung und Verjüngung, so kann innerhalb der Rohkostkur oder bei der Normalkost einmal wöchentlich ein strenger Fruchtsafttag eingeschoben werden, wenn völlige Ruhe, am besten Bettruhe, möglich ist. Ohne Ruhe während der ersten ein bis zwei Fastentage bleibt die volle Wirkung aus, weil sie durch Ermüdung und Hungergefühl gestört wird, und es kommt nicht zur richtigen Entspannung und Harnflut. Man lasse sich nicht abschrecken durch Reaktionen wie Kopfschmerzen, Übelkeit, Gliederschmerzen, Schwächegefühl (besonders nachmittags). Diese zeigen an, dass der Körper Entgiftungsarbeit leistet, so dass solche Tage Sinn und Zweck erfüllen. Man berichte die Beobachtungen jedoch dem Arzt.

2. Vollsaft-Tag

Der Patient erhält eine hochwertige, relativ nahrhafte Nahrung. Diese Diätform kann eine Woche lang oder länger durchgeführt werden, mit Zusatz von Getreideschleimen auch während Wochen, falls starke körperliche und geistige Anstrengungen vermieden werden. Vollsaftperioden sind geeignet als Beginn einer Umstimmungskur, bei Entwässerungs- und Abmagerungskuren und auch bei starker Verarmung des Organismus an Vitalstoffen, wie dies etwa bei chronischen Verdauungskrankheiten der Fall ist, wenn eine frischkostfreie Schonkost alter Schule vorangegangen ist. In solchen Fällen soll der Fruchtsaft zuerst mit ⅓ Leinsamen-, Gersten- oder Reis-Schleim verabreicht werden. Bei Entwässerungskuren müssen regelmäßig Urin und Gewicht gemessen werden und, wenn nötig, wassertreibender Tee (Solidago, Hagebutten) getrunken werden.

Morgens:

200 bis 400 g	Fruchtsaft (zwei verschiedene)
150 bis 200 g	Mandelmilch
1 Tasse	Hagebuttentee

Mittags:

200 bis 400 g	Fruchtsaft (zwei Sorten)
200 g	Gemüsesaft
150–200 g	Mandelmilch

Abends:
wie morgens.

3. Früchte-Fasttage

Das Früchtefasten kann das Bettsaftfasten (die strenge Form des Obstsaftfastentages) ersetzen, z. B. wenn man statt Schonung durch Zellulosefreiheit vor allem eine Stoffwechselumstimmung und Anregung des Darmes durch Zellulosegehalt wünscht. Das Sättigungsgefühl ist stärker, das Früchtefasten kann man deshalb tageweise auch ohne völlige Ruhe und länger durchführen. Die Wirkung des Säftefastens ist jedoch intensiver. Früchtefasten ist angezeigt bei Herzkrankheiten, chronischer Leberschwäche, Darmträgheit (Apfeltag bei akutem Durchfall, Erdbeertag bei Sprue und Unterleibsstauung. Dauer: 1–5 Tage; länger, wenn ärztlich verordnet). Wir verweisen auf das Bircher-Benner Handbuch Nr. 14 für Magen- Darmkranke.

Tagesmenü: 3 mal 200–250 g (bis 300 g) gewaschenes, frisches, ganz reifes, ungesüßtes Obst, z. B. Beeren, Zitrusfrüchte (Orangen, Grapefruit, Mandarinen), Trauben, Feigen, Melonen, Kaki.

Besondere Früchtefasten-Formen

Apfeltag:
5–6 mal 1 großer Apfel fein gerieben, bei akutem Magen-Darmkatarrh mit Durchfall.

Erdbeertag:
3–4 mal 200–250 g sehr reife Erdbeeren, ungesüßt, bei Sprue (besondere Form chron. Durchfalls) und Vitamin-C-Mangel.

Heidelbeertag:
3 mal 200–250 g Heidelbeeren, bei leichter Darminfektion. Leicht stopfend.

Brombeertag:
3 mal 200–250–300 g ganz reife Brombeeren. Besonders reich an Naturzucker und Vitamin C. Nahrhaft und leicht verdaulich.

Johannisbeertag:
3 mal 200–250 g (⅔ rote und gelbe, ⅓ schwarze). Bei Leberpatienten besonders erfrischend und durststillend. Vitamin-C-reich.

Kakitag:
2 kleine oder 1 große Kakifrucht 4 mal täglich. Sehr nahrhaft und reich an den Vitaminen C und B.

Traubentag (altbewährte Traubenkur):
750–1000 g sonnengereifte, möglichst ungespritzte Trauben auf 4–5 Mahlzeiten am Tag verteilt. Gut waschen und von Spritzresten reinigen (kurz in heißem Wasser spülen). Ganze Frucht essen.

Vitaminarm, aber besonders nährend durch hohen Fruchtzuckergehalt. Leberschutz! Darmanregung durch Kerne. Dauer: 1–2 Wochen. Wenn ärztlich verordnet auch länger (bis 6 Wochen).

Feigentag:
3 mal 200 g frische Feigen. Darmanregend. Nahrhaft. Höchstens 1 Tag.

4. Rohkost-Menüs (für die Diätstufe II)

Es folgen hier für jede Jahreszeit sieben Beispiele von Rohkost-Zusammenstellungen für die Mittagsmahlzeit. (Besonderer Wert ist auf harmonische Verteilung von Knollen-, Wurzel- und Blatt-Rohgemüse zu legen, aber stets frisch und voll ausgereift.) Volles Tagesmenü folgt auf Seite 104.

a) Frühjahr:
1. Tag: Früchte – Nüsse (auch Dörrobst) – Radieschen – Fenchel – Kopfsalat
2. Tag: Früchte – Nüsse – Sellerieknollen – Tomaten – Kresse
3. Tag: Früchte – Nüsse – Karotten – Chicorée – Kopfsalat
4. Tag: Früchte – Nüsse – Rettich – Lattich – Kresse
5. Tag: Früchte – Nüsse – Randen (Rote Bete) – Löwenzahn – Kopfsalat
6. Tag: Früchte – Nüsse – Blumenkohl – Spinat – Kresse
7. Tag: Früchte – Nüsse – Kohlrabi – Tomaten – Kopfsalat

b) Sommer:
1. Tag: Früchte – Nüsse – Rettich – Tomaten – Kopfsalat
2. Tag: Früchte – Nüsse – Karotten – Zucchetti – Kopfsalat
3. Tag: Früchte – Nüsse – Blumenkohl – Radieschen – Kopfsalat
4. Tag: Früchte – Nüsse – Kohlrabi – Kresse – Kopfsalat
5. Tag: Früchte – Nüsse – Bleichsellerie – Lattich – Kopfsalat
6. Tag: Früchte – Nüsse – mit Blumenkohl gefüllte Tomaten – Kopfsalat
7. Tag: Früchte – Nüsse – Rübchen – Gurken – Kopfsalat

c) Herbst:
1. Tag: Früchte – Nüsse – Sellerie – Tomaten – Endivien
2. Tag: Früchte – Nüsse – Randen (Rote Bete) – Peperoni – Kopfsalat
3. Tag: Früchte – Nüsse – Schwarzwurzel – Spinat – Kopfsalat
4. Tag: Früchte – Nüsse – Blumenkohl – Feldsalat – Endivien
5. Tag: Früchte – Nüsse – Rübchen – Zucchetti – Kresse
6. Tag: Früchte – Nüsse – Rettich – Tomaten – Kopfsalat
7. Tag: Früchte – Nüsse – Sellerie – Gurke – Kopfsalat

d) Winter:
1. Tag: Früchte – Nüsse – Schwarzwurzel – Rotkohl – Endivien
2. Tag: Früchte – Nüsse – Sellerie – Cicorino rosso – Kopfsalat
3. Tag: Früchte – Nüsse – Karotten – Peperoni – Kopfsalat
4. Tag: Früchte – Nüsse – Randen (Rote Bete) – Sauerkraut – Endivien
5. Tag: Früchte – Nüsse – Blumenkohl – Spinat – Feldsalat
6. Tag: Früchte – Nüsse – Tomaten – Chicorée – Kopfsalat
7. Tag: Früchte – Nüsse – Sellerie – Wirsing – Endivien

Tagesmenü

Frühstück

Bircher-Müesli	120–200 g
geriebene Mandeln oder Haselnüsse	20–30 g
Früchte	100–200 g
evtl. Hagebuttentee	1 Tasse

Wenn breiige oder flüssige Form erwünscht: Bircher-Müesli mit besonders fein zerriebenen oder gemixten Früchten, mit Mandelmilch (20–30 g Mandelmus) 150 g – Fruchtsaft
1 Tasse Hagebuttentee.

Die angegebenen Mengen sind nur annähernd einzuhalten. Maßgebend ist das natürliche Empfinden, das weder durch Reizmittel noch Gewohnheiten beeinträchtigt werden darf. Nur wo ganz knappe Ernährung beabsichtigt ist, soll die Menge limitiert bleiben, dann kann das Hungergefühl durch anhaltendes Kauen und Einspeicheln sowie durch verlangsamte Nahrungsaufnahme eingedämmt werden. In einigen Fällen kann ein wenig frischer, nicht uperisierter Rahm beigefügt werden, dort, wo dies im Folgenden angegeben ist. Dies ist besonders dann sinnvoll, wenn Untergewicht besteht. Dieser kann aber auch durch Mandelpuree ersetzt werden.

Mittagessen

Früchte oder Früchtekaltschale	150–250 g
Grüner Salat	50–100 g
Rohgemüseplatte	ca. 100–150 g
Nüsse aller Art	ca. 20 g
evtl. 1 Glas unvergorener Apfel- oder Traubensaft	200 g

oder

Fruchtsaft ca.	100–200 g
Grüner Salat feingewiegt	ca. 50 g
Rohe Gemüse im Mixer verbreit oder passiert (Gurken, Tomaten)	100 g
Gemüsesaft (Spinat, Karotten usw.) mit wenig Rahm oder Mandelpüree und Zitronensaft	100 g
Mandel- oder Sesammilch ca.	200 g
evtl. Apfel- oder Traubensaft	200 g

Nachtessen

Bircher-Müesli	150–200 g
Nüsse	20–30 g
Früchte	100–200 g
evtl. Hagebuttentee	1 Tasse

oder

Bircher-Müesli	150–200 g
Mandelmilch	ca. 200 g
Fruchtsaft	ca. 200 g
evtl. Hagebuttentee	1 Tasse

5. „Rohkosttag mit Zulage"
Morgens und abends:
genau wie am Rohkosttag.

Mittags:
Früchte, Nüsse,
Rohgemüseplatte,
2 dl Gemüsebouillon,
2 Backkartoffeln (siehe Rezept Seite 127)

6. Übergangskost
Frühstück:
Bircher-Müesli mit geriebenen Nüssen
2 Stück Vollkornbrot oder Knäckebrot
Etwa 15 g Butter
Früchte
Kräutertee oder Milch oder Joghurt

Mittagessen:
Früchte
Rohgemüse: Blumenkohl, Spinat, Kopfsalat
Kartoffelsuppe
Gedämpftes Tomatengemüse
Vollreis, nur mit frischer Butter oder etwas Olivenöl, ohne Käse, schwach gesalzen

Abendessen:
Wie Frühstück,
evtl. Hagebuttenkonfitüre oder Honig als Brotaufstrich.

Tabelle zur Rohkostdiät

Zubereitungsformen	Behandlungsformen	Wirkung	Dauer	Menge
Saftförmig: Obst, Rohgemüse Pflanzenmilch (Mandel Soja, Sesam) Vorzugsmilch, roh wenn verordnet: Zusätze von Vollgetreide- oder Leinsamenschleim (immer ⅓ des Saftes) oder Rahm und etwas Zitronensaft	Allgemeine Stoffwechsel-Überbelastung (Fastenindikation), Übergewicht Herz- und Kreislaufversagen, Magen-Darm-Entzündungen, Nierenentzündungen, Leberentzündungen, Akute Grippe (Fieber)	Entgiftend, entlastend, entwässernd (Herz- und Kreislaufentlastung), gefäßdichtend, entzündungswidrig, basenüberschüssig, Förderung der Nahrungsökonomie, Sanierung des Darmmilieus Gewichtsreduzierend	1–28 Tage je nach ärztlicher Vorschrift Bei länger dauernden Fastenkuren: 1–3 Tage	600–800 g Frischsäfte (3–4 Gläser) 450–500 g Pflanzenmilch oder Kräutertee, 200–400 Kalorien
Püriert (leichte Mengenvermehrung, Ölzugabe): Obst und Gemüse im Mixer gemixt (Gemüse mit Sauce, siehe Rezeptteil), Pflanzenmilch (Mandel, Soja, Sesam), Vorzugsmilch, Sauermilch, Buttermilch, Molke, Joghurt	Entzündungen im Verdauungssystem, Rekonvaleszenz	Wie unter „saftförmig“: plus Zellulosegehalt (Anregung der Peristaltik), Ölzugabe	3–14 Tage je nach ärztlicher Vorschrift	Ca. 1200 Kalorien Siehe Tagesmenü

Die Rezepte

Bei einer Heildiät für Patienten mit hohem Blutdruck oder Arteriosklerose muss streng auf den Gebrauch von Salz geachtet werden. Bei Diätstufen I und II ist kein Salz erlaubt, danach und auch bei der späteren Alltagsernährung soll Salz nur äußerst sparsam verwendet werden. Normales Kochsalz ist ungünstig, besser wäre Meersalz, doch kann dieses wegen der allgemeinen Meeresverschmutzung mit chemischen und radioaktiven Stoffen nicht mehr ohne weiteres empfohlen werden. Am ehesten kann man auf ein tibetisches oder europäisches Steinsalz ausweichen. Aber auch bei Würzmitteln wie Hefeextrakten, Sojasauce, Kelpamare ist Vorsicht geboten. Diese enthalten alle relativ viel Salz. Salzfreie gibt es nur ganz wenige (z.B. Herbamare und Plantaforce von Vogel). Vorsicht: Hefeextrakt ist als Deckname für das schädliche Glutamat erlaubt. Am besten lässt man sich in einem Reformfachgeschäft beraten. Ein salzfreies Würzmittel ist das japanische Miso. Dies ist eine fermentierte Sojabohnenpaste. Seit der Atomkatastrophe von Fukushima ist aber mit japanischen Produkten Vorsicht geboten. Zudem wird heute sehr viel Soja gentechnisch erzeugt. Gentechnikfreie Produkte sind mit der Bioknospe bezeichnet.

Unsere Rezepte kommen mit minimalen Beigaben von Steinsalz oder Würzmitteln aus. Für die Salate wird gar kein Salz verwendet. Trotzdem schmecken die Gerichte dank phantasievoller Verwendung von Kräutern und anderen Würzmitteln (Zwiebeln, Knoblauch, Selleriekraut etc.) vorzüglich.

Säfte sind „Rohkost" in mechanisch verfeinerter Form als zusätzliche spezielle Anreicherung und bei Magen-Darm-Krankheiten, wenn grobe Bestandteile (Zellulose) verboten sind. Die unzerkleinerte Rohkost ist aber immer hochwertiger und kann auf die Dauer durch Säfte nicht ersetzt werden.

Für die Zubereitung von Säften werden die Rohgemüse gründlich gereinigt, mit einer Handpresse oder elektrischen Zentrifuge gepresst und sofort serviert. Jedes Stehenlassen bedeutet Werteverlust.

Fruchtsäfte

Ungemischte Fruchtsäfte:
Orangen, Mandarinen, Grapefruits, Äpfel, Birnen, Trauben, Erdbeeren, Heidelbeeren, Johannisbeeren, Cassis, Himbeeren, Pfirsiche, Aprikosen, Pflaumen, Mango, Kaki, Kiwi.

Gemischte Fruchtsäfte, z.B.:
Orangen, Mandarinen, Grapefruits, Kaki oder Beerensaft mit Apfelsaft oder Beerensaft mit Pfirsich-, Aprikosen- oder Pflaumensaft oder geschlagene Bananen mit Orangen-, Beeren-, Pfirsich-, Mango- oder Aprikosensaft.

Beigaben je nach Wunsch oder Vorschrift: Zitronensaft, Honig, Ahornsirup, Fruchtkonzentrat, Joghurt, Mandelmilch. Bei Untergewicht und wenn Milcheiweiße vertragen werden, kann ein wenig Rahm zugegeben werden.

Gemüsesäfte

Frisch verabreicht weisen sie einen hohen Mineral- und Vitamingehalt auf. Jeder Saft hat seinen speziellen Wert.

Ungemischte Gemüsesäfte:
Tomaten, Karotten, Randen (Rote Bete), Rettich, Kohl, Sellerie, sämtliche Blatt-, Knollen- und Wurzelgemüse. Im Frühling Blutreinigungskur mit Brennnessel-, Sauerampfer- und Löwenzahnsaft.

Gemischte Gemüsesäfte:
Karotten, Tomaten, Spinat zu gleichen Teilen (schmeckt vorzüglich)
Tomaten und Karotten
Tomaten und Spinat

Andere Mischungen (und Cocktails) können nach eigenem Geschmack kombiniert werden.

Abwechslungsweise Sauerampfer, Brennnessel, Schnittlauch, Petersilie, Zwiebeln, zarte Sellerieblätter oder Knollen und andere Kräuter mitpressen.

Beigaben pro Glas (1½–2 dl): 1 Teel. Mandelpüree oder, wenn vertragen, 1 Essl. Buttermilch, etwas Zitronensaft, evtl. etwas Fruchtkonzentrat.

Kartoffelsaft

Eine gereinigte, evtl. geschälte, kleine Kartoffel (keine unreifen, angegrünten oder gekeimten) zubereiten wie Karottensaft. Schmeckt nicht sehr gut, wirkt aber krampfstillend und vor allem bei Sodbrennen, Magen- und Zwölffingerdarmgeschwüren ist er hochwirksam. Er kann leicht schmackhaft gemacht werden, wenn man beim Pressen einen Apfel zugibt.

Schleim als Zusatz zu Säften

Der Schleim wird den Rohsäften zu ⅓ beigemischt; er neutralisiert die Schärfe des Frucht- oder Gemüsegeschmacks. Das Tagesquantum kann einmal täglich zubereitet und in der Thermosflasche bis zum Gebrauch aufbewahrt werden.

Reis- oder Gerstenschleim:
1 gehäuften Teel. Reis- oder Gerstenvollkornmehl mit 2 dl kaltem Wasser anrühren und unter ständigem Rühren 5 Min. kochen. Erkalten lassen.

Leinsamenschleim:
1 Essl. Leinsamen waschen, in 2 dl Wasser 10 Min. kochen, absieben und erkalten lassen.

Birchermüesli

Alle Rezepte sind für 1 Person berechnet.

Das Birchermüesli
Das Original-Apfelmüesli, wie es Dr. Bircher seinerzeit erfunden und tausendfach erfolgreich an seinen Patienten angewendet hat, ist auch nach unserer langjährigen Erfahrung eine hervorragende Diätspeise geblieben. Ursprünglich hieß es Früchtespeise. Von den Patienten d' Spys genannt, eroberte es bald unter dem Namen Birchermüesli die Welt.

Am besten eignen sich für das Müesli die sauren, weißfleischigen, saftigen Äpfel, z.B. Klaräpfel, Gravensteiner, Sauergrauech, Menznauer Jäger, Jonathan, Ontario, Rubinette, Glockenäpfel, Braeburn, Champagner-Reinetten, Cox-Orange u.a.

Bei der Verwendung von trockeneren und faden Apfelsorten kann das Aroma angereichert werden mit etwas frisch abgeriebener Schale von ungespritzten Orangen oder Zitronen oder auch mit Orangensaft oder mit etwas Hagebuttenmus oder frisch geriebenem Ingwer.

Birchermüesli mit Mandel- oder Sesampüree
1 Essl. Haferflocken
3 Essl. Wasser
½ Essl. Zitronensaft
1 Essl. Mandel- oder Sesampüree
1 Essl. Honig
3 Essl. Wasser
200 g Äpfel
1 Essl. Haselnüsse oder Mandeln, gerieben

Haferflocken oder selbst frisch geschroteter Hafer möglichst 12 Stunden einweichen, damit der so entstandene Haferschleim die Fruchtsäuren absorbiert.
Bei Rapidflocken genügt eine kürzere Einweichungszeit, Zitronensaft, Püree, Honig und Wasser mit dem Schwingbesen zu einer sämigen Sauce rühren, Haferflocken beifügen und Äpfel mit der Bircherraffel reiben und immer sogleich einrühren. Nüsse darüberstreuen, mit mundgerechten Fruchtstücken oder Beeren und Nüssen dekorieren. Sofort servieren.
Varianten: Statt Haferflocken können Weizen-, Reis-, Gerste-, Roggen-, Hirse-, Buchweizen- oder Sojaflocken verwendet werden, evtl. auch mit Hefeflocken gemischt (Anreicherung mit Vitamin B_{12}).

Andere Variante: 1 Teel. eingeweichte Haferflocken mischen mit 1 Teel. Getreidekörner (24 Std. in Wasser einweichen, dann auf ein Sieb leeren, kalt abspülen, ganz, geschrotet oder gemixt).

Birchermüesli mit Joghurt, Sauer- oder Buttermilch
1 Essl. Haferflocken
3 Essl. Wasser
2 Essl. Bifidus-Joghurt oder Bifidus-Sauer- oder Buttermilch
1 Teel. Honig
200 g Äpfel
1 Essl. Haselnüsse oder Mandeln, gerieben

Die Haferflocken 12 Stunden (fürs Frühstück über Nacht) einweichen. Haferflocken mit Joghurt oder Sauermilch und Honig zu glatter Sauce rühren. Die gewaschenen, von Stiel und Fliege befreiten Äpfel auf der Bircherraffel direkt in die Sauce reiben und öfters umrühren, damit das Müesli appetitlich weiß bleibt. Die Nüsse darüberstreuen, dekorieren wie im Grundrezept beschrieben und sofort servieren. Nie stehen lassen.

Birchermüesli mit Orangensaft
1 Essl. (8 g) feine Haferflocken
3 Essl. Wasser
½ Essl. Zitronensaft
½ Orange, ausgepresst
200 g Äpfel
1 Essl. Haselnüsse oder Mandeln, gerieben

Zubereitung wie Grundrezept.

Birchermüesli mit Beeren oder Steinobst
(besonders reich an Vitamin C)

Zubereitung einer Mandel- oder Sesampüree-Sauce oder Joghurt-Sauce. Zuletzt beifügen:
150–200 g Erdbeeren oder Himbeeren, Heidelbeeren, Johannisbeeren oder Brombeeren, mit der Gabel leicht zerdrückt
oder
150–200 g Zwetschgen, Pfirsiche oder Aprikosen, entsteint und durch die Hackmaschine getrieben oder mit dem Messer fein geschnitten. Bei chronischen Durchfällen sollten Zwetschgen und Aprikosen gemieden werden. Wir verweisen hier auf das Bircher-Benner Handbuch Nr. 14, für Magen- und Darmkranke.

Birchermüesli mit verschiedenen Früchten
folgende Kombinationen schmecken besonders gut:

Erdbeeren und Himbeeren
Erdbeeren, Himbeeren und Johannisbeeren
Erdbeeren und Äpfel
Brombeeren und Äpfel
Äpfel mit feingeschnittenen Orangen- und Mandarinenschnitzen
Äpfel und Bananen
Äpfel und Pfirsiche
Sauce: Mandelpüree- oder Sesampüree-Sauce oder Joghurt-Sauce.
Nur frische Früchte, keinesfalls Früchte aus der Dose (Fruchtsalat etc.!) verwenden.

Birchermüesli mit getrockneten Früchten
Stehen einmal keine frischen Früchte zur Verfügung, kann man das Müesli auch mit Dörrobst (Äpfel, Aprikosen, Zwetschgen, Birnen) zubereiten. 100 g getrocknete Früchte werden gewaschen, 12 Std. in kaltem Wasser eingeweicht und durch die Hackmaschine getrieben. Mit Mandelpüree- oder Sesampüree-Sauce oder Joghurtsauce vermengen. Bei Dörrobst soll man unbedingt auf gute Qualität ohne Konservierungs- und Bleichmittel achten, sonst könnten Magen- und Darmstörungen auftreten. Dörrfrüchte haben nicht mehr das volle Energiepotential von frischem Obst.

Birchermüesli mit Kondensmilch
Sollten einmal weder Mandel- oder Sesampüree noch Frischjoghurt vorrätig sein, so kann das Müesli auch mit Kondensmilch nach dem Originalrezept zubereitet werden. Nachteil: Die Kondensmilch wird bei Milchunverträglichkeit erstaunlich gut vertragen. Oft ist sie allerdings nur gezuckert erhältlich.

Gekeimte Getreidekörner

Besonders hoher Gehalt an Vitamin E- und B-Gruppe. Wirken allgemein kräftigend.

Anleitung zum Selberkeimen von Getreidekörnern:

1. Tag, abends: Körner im Sieb unter dem fließenden Wasser waschen, in ein Schüsselchen geben. Mit Wasser überdecken. Zimmertemperatur, Ofennähe.

2. Tag, morgens: Abspülen und auf flachem Teller trocken ausbreiten. Zimmertemperatur, Ofennähe.
abends: In das Schüsschen geben und mit Wasser überdecken. Zimmertemperatur, Ofennähe.

3. Tag, morgens: Abspülen und auf dem Teller trocken ausbreiten.
abends: In das Schüsselchen geben und mit Wasser überdecken. Zimmertemperatur, Ofennähe.

Am 4. Tag sollten die Körner 1–2 cm lange Keime entwickelt haben und sind so genussbereit.

Einfacher ist die Zubereitung gekeimter Getreidekörner in den praktischen Keimapparaten, die in verschiedenen Größen erhältlich sind.

Gekeimte Getreidekörner eignen sich zur Zubereitung von Müesli, aber auch als Zulage zu Salaten und Rohgemüse.

Linomel-Müesli nach Dr. Johanna Budwig
1 Teel. Honig
2 Essl. Milch, leicht temperiert
1–2 Essl. Leinöl
50–100 g Magermilchquark
2–3 Essl. Linomel (Leinsaat-Honig-Granulat, im Reformhaus erhältlich)
150–200 g frische Früchte je nach Saison

1 Essl. Sonnenblumenkerne oder geriebene Mandeln oder Haselnüsse

In ein Schüsselchen 2–3 Essl. Linomel geben, darüber die zerkleinerten Früchte, ev. bereichert mit aufgeweichten Rosinen, Sultaninen oder Weinbeeren.
Honig, Milch und Leinöl mit dem Mixer oder Schwingbesen mischen, portionenweise den Quark beifügen und alles zu einer sämigen glatten Creme rühren. Diese Sauce über die Früchte geben und die Sonnenblumenkerne oder geriebenen Nüsse darüberstreuen.

Rohgemüse und Salate

Bei der Zubereitung von Rohgemüsen und Salaten beachte man drei Punkte:

1. Frische und Qualität
Für die Diät für Bluthochdruck und Arteriosklerose (wie übrigens auch für alle anderen Diäten und eine vollwertige Alltagsernährung) sollen nur sonnengereifte, biologisch gezogene Gemüse und Salate verwendet werden. Sie sind nicht nur gesundheitlich, sondern auch geschmacklich am besten. Heute ist das Angebot aus biologisch geführten Betrieben mit Qualitätsgarantie sehr groß; auch in Supermärkten wird Biogemüse angeboten. Natürlich ist es besonders wertvoll, Gemüse und Salate im eigenen Garten zu ziehen. Kräuter und Tomaten lassen sich auch auf dem Balkon ziehen. Man wähle junge, zarte Blattsalate und Wurzelgemüse, nicht gebleicht, ohne welke Blätter oder angefaulte Strünke. Für eine Heildiät ist es besonders wichtig, nur ganz frische und qualitativ erstklassige Pflanzen zu verwenden. Rohgemüse werden direkt vor dem Essen zubereitet und immer sofort mit der Sauce vermischt. Beim Stehenlassen an der Luft nimmt der Vitamingehalt der zerkleinerten Gemüse und Salate deutlich ab.

2. Gute Reinigung
Biologisch und ohne Jauchedüngung angebaute Gemüse enthalten keine Wurmeier. Trotzdem müssen alle frischen Pflanzen gründlich und sorgfältig gereinigt werden. Dabei ist zu bedenken, dass wasserlösliche Substanzen wie Vitamin C, Vitamine der B-Gruppe und Mineralstoffe im Wasserbad ausgelaugt werden. Darum sollte nur direkt unter dem Wasserstrahl gewaschen werden.

3. Harmonische Zusammenstellung
Jeder Salatteller soll wenn möglich aus dem Dreiklang: Wurzel-Frucht-Blatt bestehen. Besonders grüner Blattsalat gehört in der Heildiät immer mit dazu. Die einzelnen Salate oder Rohgemüse sollen je eine dazu passende Sauce erhalten, damit sie wirklich appetitlich sind. Passende Saucen können aus der Tabelle auf S. 115 ersehen werden.

Ein farblich schön zusammengestellter Salatteller erfreut nebst dem Gaumen auch das Auge und regt den Appetit an. Kleine Garnituren aus Kräutern, Radieschen, jungen Karotten oder Oliven machen das Rohgemüsegericht noch farbenfroher und festlicher. Die Dreizahl sollte jedoch im Alltag pro Mahlzeit nicht überschritten werden; ein übertriebenes Vielerlei kann die Verdauung stören.

Reinigung der Blattgemüse
Bei Kopfsalat, Endivien, Lattich, Eisberg und ähnlichen Grünblattsalaten, bei Weißkraut, Kohl und Rotkraut usw. die Blätter auseinandernehmen und einzeln unter dem laufenden Wasser sorgfältig reinigen. Mehrere Male nachspülen und gut ausschwingen.
Kleinblättrige Salate wie Feld- (Nüssli-) und Schnittsalat, Spinat, Löwenzahn, Kresse, Rucola, Cicorino und Rosenkohl mehrmals in kleinen Portionen durchspülen, Würzelchen und zähe Stiele entfernen.

Chicorée halbieren, äußere Blätter entfernen und gut durchspülen.

Reinigung der Wurzelgemüse
Sellerie, Karotten, Rettich, Radieschen, Randen, Kohlrabi, Schwarzwurzeln.
Mit einer Bürste unter dem laufenden Wasser reinigen, schälen und sofort in die fertige Sauce raffeln oder hobeln und gut mischen, damit die Gemüse ihre frische Farbe nicht verlieren.

Reinigung der Gemüsefrüchte
Tomaten waschen und in Schnitze oder Scheiben schneiden. Gurken schälen und klein schneiden oder hobeln. Biologisch gezogene junge Gurken sind wertvoller, wenn sie nicht geschält werden.
Für Salate nur junge, zarte Zucchetti verwenden, gut waschen, nicht schälen, in Ringe oder Stäbchen schneiden.
Grüne und gelbe Peperoni (Paprikaschoten) sind weniger scharf als die roten. Waschen, halbieren, Kerne entfernen und kleinschneiden.
Vorsicht: nicht als biologisch markierte Peperoni stammen heute leider fast ausschließlich aus einem Horssol-Anbau.
Blumenkohl und Broccoli in größere Stücke zerlegen, rüsten und gründlich unter laufendem Wasser reinigen.
Stangensellerie waschen, schälen, zähe Teile wegschneiden.
Lauch und Fenchel halbieren, rüsten und unter der Brause waschen.
Im Bircher-Benner Handbuch Nr. 4 finden Sie wesentlich weiterführende Anleitungen für das Rüsten und Zubereiten der Rohkost.

Salatsaucen

Sehr wichtig bei der Diät für Bluthochdruck und Arteriosklerose ist der äußerst sparsame Gebrauch von Kochsalz. Salatsaucen benötigen überhaupt kein Salz und schmecken dennoch sehr aromatisch. Wechseln Sie mit den Kräutern immer wieder ab – so entsteht keine Langeweile! Es gibt heute fast das ganze Jahr hindurch Frischkräuter in guter Qualität. Ansonsten muss auf Trockenkräuter ausgewichen werden.

Ölsauce
2 Teel. Öl (Raps-, Sonnenblumen- oder Olivenöl aus erster Kaltpressung, Distelöl, Baumnussöl)
1 Teel. frisches, kalt gepresstes Leinöl
1 Teel. Zitronensaft oder biologischer Obstessig
Wenn vertragen, etwas frischer Knoblauch, gepresst oder fein gerieben
1 Teel. frische oder 1 Messerspitze getrocknete Kräuter

Alle Zutaten vermischen und die Sauce sämig schwingen. Sehr schmackhaft wird die Sauce durch einen Spritzer Sojasauce oder Kelpamare, aber nur, falls wenig Salz erlaubt ist. Diese klassische Salatsauce passt zu allen Blattsalaten (Kopfsalat, Lattich, Kresse usw.) und Fruchtsalaten (Tomaten, Gurken usw.)

Quarksauce
Wenn Milcheiweiß erlaubt ist.

1 Essl. Magerquark
3 Essl. Buttermilch
½ Teel. Zitronensaft
frische, feingehackte Kräuter

Alle Zutaten mit dem Schwingbesen gut vermischen.
Passt besonders gut zu Wurzelgemüsen (Karotten, Sellerie, Rettich usw.)

Joghurtsauce
Wenn Milcheiweiß erlaubt ist.

2–3 Essl. Joghurt
einige Tropfen Zitronensaft
etwas Zwiebeln, gerieben
etwas Knoblauch, durchgepresst
1 Teel. frische oder 1 Messerspitze getrocknete Kräuter

Alle Zutaten mit dem Schwingbesen gut vermischen.
Eine erfrischende Sauce zu Kresse oder Spinat, zu Fruchtsalaten (Tomaten, Gurken) und zu Wurzelgemüsen (Kohlrabi, Rettich, Radieschen).

Rahmsauce
Nur für Diätstufe IV

2 Essl. Sauerrahm
1 Teel. Magerquark
1 Teel. Zitronensaft
ganz wenig Pfeffer
1 Teel. frische oder 1 Messerspitze getrocknete Kräuter

Mit dem Schwingbesen alle Zutaten gut vermischen.
Passt zu fast allen Wurzel- und Fruchtsalaten. Zur Abwechslung kann man den Zitronensaft durch Orangensaft ersetzen, gibt der Rohkost eine neue Note. Zu Sellerie-, Randen- (Rote Bete) oder Chicoréesalat kann man dieser Sauce etwas frisch geriebenen Meerrettich beifügen, schmeckt sehr anregend.

Zitronensauce
Viel wertvoller als Essigsauce

2 Essl. frischgepresster Zitronensaft
1 Essl. Agavendicksaft (Allos, im Reformhaus erhältlich)
1 Teel. Olivenöl
wenig geriebene Zwiebel
1 Teel. Salatkräutermischung oder Ysop

Alle Zutaten gut vermischen.
Passt für alle Salate, besonders für dunkelgrüne Blattsalate. Im Frühling Gänseblümchen über den grünen Salat geben – sie sind sehr reich an Nährstoffen und sehen hübsch aus.

Orangensauce
1 kleinere Zitrone
2 große Orangen
1 Teel. frisch gemahlener Koriander
1 Stück frischer Ingwer
(ergibt 2 dl Sauce)

Orangen und Zitrone auspressen und gut mischen, Koriander und den fein geriebenen Ingwer beifügen. Wünscht man die Sauce leicht süß (was z. B. besonders gut zu Karotten oder Randen schmeckt), gebe man 1 Teel. Agavendicksaft (Allos) dazu.
Die Wurzelgemüse sollten in der Sauce mindestens 3 Stunden marinieren. Vor dem Servieren kann man den Salat mit ganz wenig Olivenöl beträufeln.

Knoblauchsauce
1 Knoblauchzehe (im Frühling 2 Bärlauchblätter)
2 Teel. Distel- oder Sonnenblumenöl
1 Teel. Leinöl
1 Essl. Apfelessig
1 Teel. Vollzucker (Panela, Succanat)

Den Zucker über Nacht in den Essig geben, damit er sich vollständig auflöst.
Mit dem Schneebesen Öl und Essig gut vermischen, die ausgepresste Knoblauchzehe oder die feingeschnittenen Bärlauchblätter beifügen.
Schmeckt ausgezeichnet zu Gemüseblüten-Salaten wie Broccoli, Blumenkohl oder Romanesco.

Pfefferminzdressing
2 Essl. frischgepresster Zitronensaft
1 Teel. Honig oder Agavendicksaft
evtl. 1 Teel. Olivenöl
viel frische Pfefferminzblätter

Flüssige Zutaten mit dem Schneebesen gut vermischen. Die Pfefferminzblätter feinschneiden und ebenfalls untermischen.
Diese duftende grüne Sauce passt wunderbar zu Zuckererbsen, aber auch zu feingeschnittenem Lattich.

Nussdressing
2 Essl. Sauerrahm
1 Teel. Haselnuss- oder Mandelmus
1 Teel. Zitronensaft
wenig Honig
1 Prise Ingwer
1 Essl. grob gehackte Baum- oder Haselnüsse oder Mandeln

Mit dem Schwingbesen alle Zutaten gut vermischen.
Eine aparte Sauce zu Wurzelgemüsen. Auch zu Brüsseler Chicorée, der in feine Scheiben geschnitten wird, passt die Sauce ausgezeichnet, man kann zur Abwechslung auch etwas feingeschnittenen Apfel dazugeben.

Mandelpüree- oder Sesampüree-Sauce
1 Essl. Mandel- oder Sesampüree
3 Essl. Wasser
1 Teel. Zitronensaft
etwas Knoblauch, durchgepresst
1 Teel. frische oder 1 Messerspitze getrocknete Kräuter

Sesam- oder Mandelpüree mit dem Wasser langsam glattrühren und dann die übrigen Zutaten dazugeben.
Diese sehr schmackhafte Sauce passt ausgezeichnet zu Wurzelgemüsen.

Mayonnaise aus Soja-Vollkornmehl statt Ei
(ergibt 6–8 Portionen)
2 Essl. Soja-Vollkornmehl
6 Essl. Wasser
2 dl Öl

Soja-Vollkornmehl und Wasser zu einer glatten Masse verrühren, Öl langsam unter ständigem Rühren mit dem Schwingbesen beifügen.
Die Mayonnaise kann im Kühlschrank ein paar Tage aufbewahrt werden.

Für 1 Portion braucht man:

1 Essl. Mayonnaise
1 Teel. Zitronensaft
evtl. etwas Senf
1 Teel. frische oder 1 Messerspitze getrocknete Kräuter

Alle Zutaten gut vermischen.
Mayonnaise ist eine beliebte Sauce zu vielen Salaten aus Gemüsefrüchten und Wurzelgemüsen.

Sauerkrautsalat
Sauerkraut ist ein wertvolles Rohgemüse, vor allem im Winter. Es ist roh leichter verdaulich als gekocht und wirkt galletreibend und desinfizierend. Eine Beigabe von klein geschnittenem rohem Sauerkraut kann Geschmack und Bekömmlichkeit von gedämpftem Sauerkraut wesentlich verbessern. Für einen Salat wird Sauerkraut gelockert und klein geschnitten, mit einigen Kümmelkörnern oder gemahlenem Kümmel, 3–4 zerkleinerten Wacholderbeeren, gehackter Zwiebel und einem in kleine Streifen geschnittenen Apfel oder kleingewürfelter frischer Ananas vermischt. Als Sauce wählt man Ölsauce. Dazu passen besonders gut Ackersalat (Rapünzchen) und ein rohes Wurzelgemüse.

Tabelle zur Wahl geeigneter Salatsaucen

Vorschläge für passende Saucen zu Salaten und Rohgemüse

Kopfsalat	nicht zerkleinern	Ölsauce	Schnittlauch, Zwiebel
Schnittsalat	nicht zerkleinern	Ölsauce	Schnittlauch, Zwiebel
Endivien	1 cm breite Streifen schneiden	Ölsauce	Zwiebel, Petersilie
Feldsalat	nicht zerkleinern	Ölsauce	Zwiebel, Petersilie
Kresse	nicht zerkleinern	Joghurtsauce	Schnittlauch
Spinat	½ breite Streifen schneiden	Joghurtsauce	Pfefferminze
Kohlsalate: Weißkraut, Sauerkraut, Rosenkohl, Wirsing	hobeln, in feine Streifen schneiden	Ölsauce oder Nussdressing	Liebstöckel, Thymian, Bohnenkraut, Kümmel
Tomaten	in Scheiben oder Würfel schneiden	Ölsauce oder Joghurtsauce	Basilikum, Thymian, Origano
Gurken	Hobeln	Ölsauce	Dill
Fenchel	mit Messer fein schneiden	Rahmsauce oder Ölsauce	Dill, Schnittlauch, Petersilie
Peperoni	in feine Streifchen schneiden	Ölsauce oder Mayonnaise	Schnittlauch
Rettich	hobeln oder raffeln	Quarksauce	Schnittlauch, Petersilie
Radieschen	hobeln oder fein schneiden	Joghurtsauce	Schnittlauch, Petersilie
Stangensellerie	fein schneiden	Ölsauce oder Mandelpüreesauce	Schnittlauch, Thymian
Zucchetti	auf grober Raffel raffeln oder in Scheiben schneiden	Ölsauce oder Mandelpüreesauce	Dill, Borretsch, Basilikum
Rübchen	fein raffeln	Joghurt- oder Orangensauce	Schnittlauch, Liebstöckel
Sellerie	fein raffeln	Nussdressing	Ingwer
Randen	fein raffeln	Rahmsauce	Meerrettich
Blumenkohl, Broccoli	Röschen kurz abschneiden, Storzen raffeln	Knoblauchsauce	Schnittlauch
Chicorée	1 cm breite Streifen schneiden	Rahmsauce	Estragon, Petersilie
Topinambur	Raffeln	Mayonnaise	Majoran, Thymian
Kohlrabi	hobeln oder raffeln	Joghurtsauce oder Nussdressing	Thymian, Liebstöckel
Rotkraut	hobeln oder fein schneiden	Mandelpüreesauce	etwas geraffelter Apfel, Kümmel, Liebstöckel

Milcharten

Mandelmilch
vegetabile Eiweiß-Öl-Nahrung, reich an wertvollen ungesättigten Pflanzenölen, mild, pflegt die Schleimhäute, wirkt lindernd.

1 Essl. Mandelpüree
1 ½ Teel. Honig
6 dl Wasser

Im Mixbecher Mandelpüree und Hong ins Wasser geben und gut schaumig aufmixen.
Auf Wunsch kann etwas Obst nach Wahl beigefügt werden.

Mandelmilch aus frischen Mandeln
besonders leicht verdaulich

1 ½ Essl. Mandeln, geschält (keine bitteren!)
1 Teel. Honig
1 ½ dl Wasser

Mandeln, Honig und Wasser im Mixer mischen, evtl. zusätzlich passieren.

Pinienkernmilch
sehr reich an leicht verdaulichen, den Stoffwechsel schonenden vegetabilen Ölen und Eiweiß

1 ½ Essl. Pinienkerne, gewaschen
1 Teel. Honig
1 ½ dl Wasser

Zubereiten mit Mixer wie Mandelmilch.

Sesammilch
2 dl Wasser (kalt oder warm)
1 gestr. Essl. Sesampüree
1 Teel. Zitronensaft
1 Teel. Honig

Sesampüree, Honig und Zitronensaft ins Wasser geben und gut aufmixen.

Sesamrahm
Wie Sesammilch, aber mit nur ⅔ weniger Wasser. Als Rahmersatz bei gekochten Gerichten und bei Desserts.

Sesamfrappé
Wie Sesammilch oder Sesamrahm mit Beigabe von Obstsaft, Süßmost, Obstkonzentraten.

Sojamilch
1 Tasse Sojabohnen
7 Tassen Wasser
1 Essl. Fruchtzucker
Wasser

Sojabohnen waschen und trocknen, in einer Mandelmühle mahlen. 2 Std. einweichen, dann 20 Min. im Einweichwasser unter ständigem Rühren kochen und passieren. Wasser beifügen bis zur Konsistenz der Kuhmilch. Fruchtzucker zugeben und erkalten lassen. Im Reformhaus ist Sojamilch im Tetrapack erhältlich.

Pflanzenfette, Öle und Butter

In der Bircherküche verwenden wir für die Rohkost ausschließlich kaltgepresste Öle sowie Mandel- und andere Nusspürees, für die Zubereitung gekochter Nahrung auch sparsam frische Butter, Olivenöl oder ungehärtete Pflanzenfette. Olivenöl darf bis auf 170 °C erwärmt werden. Andere Pflanzenöle mit mehrfach ungesättigten Fettsäuren dürfen gar nicht erhitzt werden, da sich dadurch die ungesättigten Fettsäuren in gefährliche Radikale umwandeln können.

Olivenöl
Olivenöl eignet sich in vielen Fällen durchaus zum Verfeinern von Gerichten.

Frische Butter
Zum Verfeinern der Gerichte, wo sich Olivenöl nicht eignet.

Reform-Pflanzenmargarine und Reform-Speisefette
(in der Schweiz z.B. Nussella, Becel, Olima, in Deutschland Vitaquell, Eden) sind Pflanzenfett-Emulsionen aus natürlich festen, also ungehärteten Fetten wie Kokosöl oder Palmkernöl in Verbindung mit einem höchstmöglichen Anteil flüssiger Öle und Keimöle, insbesondere Olivenöl. Margarinen mit gehärteten Fetten sollen auf keinen Fall Verwendung finden.

Nussmus und Mandelpüree
Diese Pflanzenfette besitzen einen sehr feinen nussähnlichen Geschmack. Sie sind vielseitig auch als Schonkost verwendbar oder anstelle von frischer Butter. Sie sollen nicht erhitzt werden. Zu Gemüsen, Kartoffeln, Reis, Teigwaren ist Olivenöl geeignet.

Sonnenblumenöl kaltgepresst, Maiskeimöl, Distelöl, Leinöl, Olivenöl kaltgepresst
Biologisch schonend behandelt, reich an ungesättigten Fettsäuren, sind sie für die meisten Menschen leichter verdaulich als Butter. Außer dem Olivenöl, das keine mehrfach ungesättigte, sondern nur einfach ungesättigte Fettsäuren enthält, dürfen Pflanzenöle nie erhitzt werden, da sich dabei gefährliche, krebserregende Radikale bilden können.

Frisches, kaltgepresstes Leinöl enthält rund 60 % Omega-3-Fettsäuren. Das Verhältnis der Omega-6-Fettsäuren zu Omega 3-Fettsäuren muss allermindestens 1 zu 5 betragen. Besser 1:2 oder 1:3. Wenn das Leinöl ganz frisch ist, ist sein Geschmack nicht sehr ausgeprägt, so dass es täglich ins Birchermüesli und an die Salatsaucen gegeben werden kann. Leinöl eignet sich, mit etwas Zitronensaft vermischt, nur für gewisse Rohgemüse und für das Linomel-Müesli (s. Rezept Seite 110). Hingegen darf es im Alltag nicht fehlen. Es ist sehr leicht verdaulich und kann ohne weiteres direkt mit dem Esslöffel eingenommen werden: 2 × 2 Essl. pro Tag; Öl nie offen stehen lassen, sondern gut verschlossen im Kühlschrank und lichtgeschützt aufbewahren. Ein Zusatz von Zitronensaft schützt vor Oxydation. Leinöl mit Zitronensaft und etwas Dill eignet sich besonders mit frischen Avocados.

Schonendes Kochen und Dämpfen

Heute wird kaum eine Hausfrau oder Berufstätige auf den Dampfkochtopf verzichten wollen. Zeitsparend und erst noch gesünder – wer möchte sich diese Vorteile entgehen lassen!
Vor allem bei den Suppen lohnt sich der Einsatz des Dampfkochtopfs bei praktisch allen Rezepten. Die Kochzeit beträgt nur ⅓ bis ¼ der normalen Kochzeiten. Auch bei vielen Gemüse- und Kartoffelrezepten kann man im Dampfkochtopf schonend dämpfen und erhält in viel kürzerer Zeit Gerichte, deren Farbe, Aroma, Vitamine und Nährstoffe viel besser erhalten bleiben. Übrigens kann man bei Gemüse (nicht bei Kartoffeln) die Kochzeiten auch beim konventionellen Dämpfen nach Wunsch verkürzen, wenn man die Gemüse knackiger, „mit Biss“ liebt.
Bei Getreidespeisen ist der Einsatz des Dampftopfes bei Sorten mit langen Kochzeiten (z.B. grobem Mais, Vollreis) empfehlenswert, nicht aber bei Teigwaren.

Suppen

Die Rezepte sind für 1 Person berechnet

In den folgenden Suppen- und Gemüserezepten wird sehr viel Gemüsebrühe verwendet. In einem kleinen Haushalt lohnt es sich jedoch nicht, täglich frische Gemüsebrühe zuzubereiten. Stattdessen kann man gewöhnliches Wasser und vege-

tabile salzlose Gemüsebouillon verwenden. Die Reform-Hefeextrakte sind sehr Vitamin-B-reich und reich an Glutathion und Lezithin, allerdings enthalten sie alle Meersalz, so dass sie nur sehr sparsam und bei Bluthochdruck gar nicht verwendet werden sollen.
Rahm verfeinert Suppen und Gemüse, man kann aber meist auch etwas Olivenöl verwenden.
Wenn eine Weizenallergie besteht, soll das in den Rezepten angegebene Vollkornmehl durch Reis-, Hirse- oder Hafermehl ersetzt werden.

Gemüsebrühe
Als einzige Ausnahme ist dieses Rezept für 4 Personen berechnet:

1 Essl. Olivenöl
1 Zwiebel
2 Karotten
1 kleiner Sellerie (150 g)
Kohl, Mangoldblätter
1 Lauchstengel
3–4 l Wasser
½ Lorbeerblatt
1 Prise Steinsalz
Liebstöckel, Basilikum oder andere vorzugsweise frische oder getrocknete Kräuter

Zwiebel mit der braunen Schale halbieren und Schnittfläche im Olivenöl bei niedriger Temperatur andünsten. Die kleingeschnittenen Gemüse beifügen und mindestens ¼ Std. zugedeckt auf kleiner Flamme dämpfen. Mit dem Wasser ablöschen und 2 Stunden auf kleiner Flamme kochen. Nach Belieben würzen (aber nicht salzen).

Gemüsebouillon
3 dl Gemüsebrühe
evtl. wenig Reform-Hefeextrakt oder Kelpamare
10 g Nussmus oder Olivenöl
Petersilie, Schnittlauch, frischgehackte Kräuter

Die nach obigem Rezept zubereitete Gemüsebrühe über Nussmus oder Olivenöl und Kräuter anrichten.

Reissuppe, klare
½ Essl. Olivenöl
etwas gehackte Zwiebel
1 kleine Karotte
etwas Sellerie und Lauch
1 Essl. Reis
6 dl Gemüsebrühe
Schnittlauch

Zwiebel, feingeschnittene Gemüse und Reis zusammen dämpfen. Heiße Gemüsebrühe zufügen und 15–20 Minuten kochen. Über feingeschnittenen Schnittlauch und Olivenöl anrichten.

Reissuppe, gebundene
½ Essl. Olivenöl
etwas Sellerie
1 kleine Karotte
etwas Lauch
1 Essl. Reis
½ Essl. Vollkornmehl
6 dl Gemüsebrühe oder Wasser
Liebstöckel, Petersilie, Basilikum, Majoran
evtl. wenig Sojasauce
½ Essl. Sesam-Rahm (Rezept Seite 116)
Schnittlauch

Die feingeschnittenen Gemüse im Öl andünsten. Das Vollkornmehl darüberstreuen, mit der Gemüsebrühe ablöschen und 30 Minuten kochen. Würzen mit Sojasauce und den Kräutern. Rahm und feingeschnittenen Schnittlauch in die Suppenschüssel geben, die Suppe darüber anrichten.

Kräutersuppe
1 Essl. Vollkornmehl
1 dl Wasser
5 dl Gemüsebrühe
1 Essl. Rahm
ev. 5 g Butter oder Olivenöl oder Nussmus
Liebstöckel, Basilikum, Estragon,

Majoran, Schnittlauch, evtl. Muskat oder Kümmel

Vollkornmehl mit kaltem Wasser anrühren und in die kochende Gemüsebrühe einrühren. 15 Minuten kochen.
Mit den Kräutern würzen. Rahm und evtl. Butter oder Olivenöl oder Nussmus in die Suppenschüssel geben, Suppe darüber anrichten und zerquirlen.

Hafercremesuppe
½ Essl. Olivenöl
2 Essl. feine oder grobe Haferflocken
6 dl Gemüsebrühe
etwas Sellerie
1 Essl. Sesamrahm (Rezept Seite 116)
ev. wenig Miso, Schnittlauch, evtl. Muskat oder Kümmel

Haferflocken kurz andämpfen, Gemüsebrühe und Sellerie beifügen. Feine Haferflocken 10 Minuten, grobe mindestens 20 Minuten leise köcheln lassen. Nach Belieben würzen. Sesamrahm und Schnittlauch in die Suppenschüssel geben und die passierte Suppe darüber anrichten.

Hafergrützsuppe
½ Essl. Olivenöl
2 Essl. Hafergrütze
etwas Zwiebel, gehackt
7 dl Wasser oder Gemüsebrühe
1 dl Milch
etwas Sellerie, in feine Würfelchen geschnitten
1 Prise Meersalz oder wenig Miso
evtl. 1 Essl. Rahm
Schnittlauch, Petersilie, Majoran oder Borretsch

Zwiebel und Grütze mit oder ohne Olivenöl dünsten. Gemüsebrühe und Milch sowie Sellerie beifügen und 45–60 Minuten kochen. Nach Belieben mit Meersalz oder Miso würzen. Rahm und Kräuter in die Suppenschüssel geben und die fertige Suppe darüber anrichten.

Grießsuppe
1 Essl. Grieß
5 dl Gemüsebrühe
1 Essl. Sesamrahm (Rezept Seite 116)
5 g frische Butter oder ½ Esslöffel Olivenöl
oder Nussmus
1 Prise Steinsalz
Kümmel, evtl. Muskat
Liebstöckel, Basilikum. Majoran, Petersilie, Schnittlauch

Grieß in die kochende Gemüsebrühe einrühren, die Prise Salz und Kümmel beifügen, ½ Std. köcheln. Mit Kräutern beliebig würzen. Sesamrahm und Butter oder Olivenöl oder Nussmus in die Suppenschüssel geben und die fertige Suppe darüber anrichten.

Tomatensuppe
½ Essl. Olivenöl
etwas Zwiebel, Sellerie und Lauch
1 kleine Karotte
1 Knoblauchzehe
1 Tomate
1 Essl. Vollkornmehl
6 dl Gemüsebrühe
1 Prise Steinsalz
Evtl. etwas milden Senf
1 Prise Fruchtzucker oder Succanat
Rosmarin, Oregano
5 g Olivenöl oder Nussmus
1 Essl. Sesamrahm (Rezept Seite 116)
Schnittlauch

Kleingeschnittene Gemüse mit oder ohne Olivenöl dämpfen, zuletzt die Tomate beifügen. Vollkornmehl darüberstreuen und mit Gemüsebrühe ablöschen. ½ Stunde köcheln, dann passieren. Gewürze und evtl. etwas Senf beifügen. Olivenöl oder Nussmus und Sesamrahm in die Suppenschüssel geben und die fertige Suppe darüber anrichten. Mit kleingeschnittenem Schnittlauch bestreuen. Nach Wunsch 1 Essl. Reis als Einlage in die Suppe geben oder fettlos geröstete Vollkornbrotwürfelchen darüberstreuen.

Sommerliche Tomatensuppe
4 reife Sommertomaten
1 Prise Fruchtzucker
1 Prise Steinsalz
¼ dl Rahm

Die Tomaten in Stücke schneiden, kurz aufkochen, würzen und passieren. Rahm dazugeben und die Suppe lauwarm oder kalt servieren.

Verschiedene Gemüsesuppen (Karotten, Spinat, Broccoli)
½ Essl. Olivenöl
etwas gehackte Zwiebel
1 ½ Essl. Vollkornmehl
1 Prise Steinsalz
5 dl Gemüsebrühe
1 dl Wasser oder wenn erlaubt Milch
1 Essl. Sesamrahm (Rezept Seite 116)
Gemüse: 1 kleingeschnittene Karotte oder 1 kleine Tasse Spinat, gemixt oder fein gehackt, kleingehackter Broccoli (einige Röschen separat kochen und zurückbehalten)

Zwiebel und Karotten oder Broccoli mit oder ohne Olivenöl dämpfen, Vollkornmehl darüberstreuen und leicht mitdämpfen. Mit Gemüsebrühe und Wasser (Milch) ablöschen und 20–40 Minuten köcheln. Bei der Spinatsuppe zum Schluss den Spinat beifügen und nicht mehr kochen. Die fertige Suppe über den Sesamrahm in der Suppenschüssel anrichten. Bei der Broccolisuppe die zurückbehaltenen Röschen beifügen.

Würzen der Gemüsesuppen:

Für die Karottensuppe Selleriekraut oder Liebstöckel, Rosmarin oder Majoran, 1 Teel. Kümmel.
Für die Spinatsuppe einige Pfefferminzblätter, Petersilie, Schnittlauch, 1 Prise Muskat.
Für die Broccolisuppe wenig Basilikum, Petersilie, Schnittlauch, Estragon.

Kerbelsuppe
½ Essl. Olivenöl
etwas Zwiebel
1 mittlere Kartoffel, in Würfel geschnitten
½ Essl. Vollkornmehl
5 dl Gemüsebrühe
1 Prise Steinsalz
1 Essl. Kerbel, gehackt
1 Essl. Rahm

Zwiebel mit oder ohne Olivenöl anziehen lassen. Kartoffel beifügen, Vollkornmehl darüberstreuen und mit Gemüsebrühe ablöschen, Prise Salz dazugeben. ½ Std. kochen und passieren. Kerbel und Rahm in die Suppenschüssel geben, Suppe darüber anrichten.

Kartoffelsuppe
½ Lauch, in feine Streifchen geschnitten
½ Karotte, in feine Rädchen geschnitten
½ Essl. Vollkornmehl
5 dl Gemüsebrühe
1 mittlere Kartoffel, kleingeschnitten
1 Prise Steinsalz
Basilikum, Majoran
1 Essl. Rahm

Lauch und Karotte in wenig Gemüsebrühe dämpfen. Vollkornmehl darüberstreuen, mit der Gemüsebrühe ablöschen. Kartoffel beifügen und weichkochen. Würzen. Basilikum, Majoran und evtl. Rahm in die Suppenschüssel geben und die fertige Suppe darüber anrichten.

Minestra
½ Essl. Olivenöl
2 Essl. Lauch
etwas Zwiebel, feingehackt
einige Sellerieblätter
½ Teller Mangoldblätter
7 dl Wasser oder Gemüsebrühe
1 Essl. Liebstöckel oder Thymian
½ Knoblauchzehe, ausgepresst
Basilikum, Petersilie, Schnittlauch
1 Prise Steinsalz
15 g Teigwaren oder Reis
5 g Butter oder Nussmus

Zwiebel, Lauch, Sellerieblätter und Mangold, alles kleingeschnitten, langsam dämpfen. Gemüsebrühe beifügen, würzen und ½ Std. kochen. Teigwaren oder Reis 15–20 Minuten mitkochen. Zum Verfeinern Rahm oder Nussmus beifügen.

Gemüse

Spinat, gehackt
¼ l Gemüsebrühe
200 g Spinat (dicke Stiele entfernen)
¼ Knoblauchzehe, durchgepresst
1 Prise Steinsalz
Pfefferminzblätter, Salbei
1 Tasse roher Spinat
evtl. etwas Nussmus oder Olivenöl

Spinat in der Gemüsebrühe kurz abwellen, abgießen, hacken, wiegen oder mixen. Spinat in die Pfanne zurückgeben und heiß werden lassen. Knoblauch, Salz und Kräuter beifügen. Den rohen Spinat sehr fein wiegen oder mixen, vor dem Anrichten beifügen und evtl. etwas Olivenöl oder Nussbutter dazugeben.

Spinat, ganze Blätter (en branches)
300 g Spinat (dicke Stiele entfernen, den gröberen Winterspinat ev. zuerst abwellen)
1 Essl. Pinienkerne
ev. 1 Essl. Rosinen
1 Prise Steinsalz
Pfefferminzblätter, Salbei, Petersilie
ev. etwas Olivenöl oder Nussmus

Spinat nicht zugedeckt auf kleiner Flamme mit ganz wenig Wasser dünsten. Pinienkerne, Gewürze und evtl. Rosinen beifügen und noch kurz weiterdämpfen. Zum Schluss evtl. Olivenöl oder Nussmus daruntermischen.

Lattich
1 Lattich
1 l Wasser
etwas Zwiebel, gehackt
1 dl Gemüsebrühe
1 Prise Steinsalz

Lattich halbieren, im Wasser halbweich kochen, abtropfen lassen, zusammenlegen und in feuerfeste Form geben. Zwiebel ohne Fett anziehen lassen und über das Gemüse verteilen. Gemüsebrühe und die Prise Steinsalz beifügen und 30–40 Min. im Ofen schmoren.

Endiviengemüse
1 großer Endivienkopf

Zubereitung genau gleich wie beim Lattich.

Chicorée gedämpft
2 Stangen Chicorée
½ Essl. Olivenöl
3 Essl. Gemüsebrühe
1 Prise Steinsalz
Majoran, Thymian
etwas Olivenöl oder Nussmus

Chicoréestangen halbieren und in die Pfanne einschichten. Erwärmtes Olivenöl sowie Gemüsebrühe über die Chicorée geben, würzen und zugedeckt auf kleiner Flamme ½ Std. dämpfen. Zum Schluss zerlassenes Nussmus oder Olivenöl über das angerichtete Gemüse verteilen.

Krautstiele an Béchamelsauce
3 Stengel Krautstiele
½ dl Gemüsebrühe
wenig Zitronensaft oder 1 Teel. Mandelpüree
1 Prise Steinsalz
Estragon, Petersilie und Schnittlauch
Béchamelsauce (Rezept Seite 133 oder 133)

Die in 3 cm lange Stücke geschnittenen Krautstiele in der Gemüsebrühe mit Zitronensaft oder Mandelpüree zugedeckt auf kleiner Flamme ½ bis ¾ Std. weich kochen, würzen. Das fertige Gemüse mit Béchamelsauce mischen.

Stangensellerie
3–4 Stangen Stangensellerie
½ Zwiebel, gehackt
etwas Apfel, fein geschnitten
1 dl Gemüsebrühe
1 Teel. Mandelpüree
1 Prise Steinsalz oder
wenig Sojasauce
Selleriekraut

Die in 8 cm lange Stücke geschnittenen Stangensellerie in eine Pfanne legen. Zwiebel und Apfel ohne Fett leicht andünsten und darüber verteilen. Gemüsebrühe beifügen und ½ bis ¾ Std. weich kochen, Mandelpüree beifügen wenn nicht mehr ganz heiß. Würzen.

Überbackener Fenchel mit Frischkäse-Crème
(Nur in vierter Diätstufe)
1 größerer oder 2 kleine Fenchel
1 Prise Steinsalz
Pfeffer
einige Tropfen Zitrone
10 g Frischkäse

Fenchel vierteln und in wenig Wasser halbweich dämpfen. Die einzelnen Lagen des Fenchels auseinanderziehen und in eine feuerfeste Form legen. Mit Zitronensaft beträufeln, salzen und pfeffern. Den Frischkäse mit 2 Esslöffeln Fenchelsud verrühren und auf dem Gemüse verteilen. Im heißen Ofen überbacken.

Gemüsecurry
1 Essl. Olivenöl
1 Frühlingszwiebel
200 g Gemüse (z.B. Lauch, Karotten, Zucchetti, Spargel)
½ Teel. Vollkornmehl
1 Messerspitze (oder mehr, je nach Geschmack) Curry
½ Teel. Gemüsebrühe
½ Orange
1 Teel. Sultaninen
1 Prise Vollzucker (Succanat)
1 Prise Steinsalz, Pfeffer

Die in feine Ringlein geschnittene Frühlingszwiebel im leicht erwärmten Öl anziehen lassen. Mehl und Curry darüber streuen und mit der Gemüsebrühe ablöschen. Die kleingeschnittenen Gemüse zugeben und zugedeckt ca. 15 Minuten dämpfen. Von der Orange zwei, drei Schnitze zurückbehalten, den Rest auspressen und die Sultaninen im Saft einlegen. Wenn das Gemüse weich ist, Sultaninen und Orangensaft beigeben, heiß werden lassen und mit Zucker, Salz und Pfeffer abschmecken. Anrichten und die Schnitze darüber verteilen.

Karotten gedämpft
3–4 Karotten
1 dl Gemüsebrühe
1 Teel. Mandelpüree
je 1 Prise Fruchtzucker und Meersalz
Majoran, Thymian, Rosmarin
Petersilie

Die in Scheiben oder Stengelchen geschnittenen Karotten in der Gemüsebrühe 30–45 Min. dämpfen, Würzen. Zum Schluss, wenn nicht mehr so heiß, das Mandelpüree einrühren und die gehackte Petersilie darüberstreuen.

Erbsen und Karotten
100 g frische süße Erbsen, enthülst
1 dl Gemüsebrühe
Majoran, Thymian, Liebstöckel, Petersilie, Schnittlauch
150 g in Scheiben geschnittene Karotten, nach dem obigen Rezept für gedämpfte Karotten zubereitet.

Erbsen in der Gemüsebrühe weich kochen. Würzen. Karotten und Erbsen mischen oder auf der Platte abwechslungsweise anrichten.

Erbsen auf französische Art
¼ Salatkopf oder Lattich
150–200 g Erbsen, enthülst
1 dl Gemüsebrühe
1 Prise Steinsalz

Petersilie, Schnittlauch
Majoran, Thymian, Liebstöckel
10 g Nussmus
1 Teel. Vollkornmehl

Den in feine Streifen geschnittenen Salatkopf oder Lattich zusammen mit den Erbsen in der Gemüsebrühe auf ganz kleinem Feuer dämpfen, bis sie weich sind. Würzen. Nussmus mit Vollkornmehl mischen, dazugeben und kurz aufkochen.

Kefen (Zuckererbsen) gedämpft
200 g Kefen
1 dl Gemüsebrühe
1 Prise Steinsalz
1 Prise Zucker (Succanat)
etwas Petersilie oder Liebstöckel
Schnittlauch. Majoran, Thymian
Olivenöl oder Nussmus

Kefen und Kräuter in der Gemüsebrühe zugedeckt ½ bis ¾ Std. dämpfen. Würzen und beim Anrichten Olivenöl oder Nussmus darübergeben.

Grüne Bohnen mit Tomaten
250 g Bohnen
wenig Knoblauch
Bohnenkraut, Petersilie
1–2 Tomaten
1 Prise Steinsalz
etwas Kümmel, Majoran, Liebstöckel

Die Bohnen, die in kleine Würfel geschnittenen Tomaten und die Kräuter ca. 1 Stunde dämpfen, wenn nötig etwas Wasser zugeben. Würzen.

Sellerie, gedämpft
½ Sellerie
1 dl Gemüsebrühe
1 Prise Steinsalz
etwas Zitronensaft, Majoran
1 Teel. Mandelpüree
feinste Apfelscheibchen, Nüsse

Den in kleine viereckige Scheiben geschnittenen Sellerie mit der Gemüsebrühe übergießen und in ½ bis ¾ Std. weich kochen. Würzen. Apfelscheibchen mitdämpfen. Zum Verfeinern, wenn nicht mehr so heiß, Mandelpüree beifügen. Zum Schluss mit gehackten Nüssen bestreuen.

Sellerie mit Béchamelsauce
1 kleinen Sellerie wie oben zubereiten und zuletzt mit einer Béchamelsauce (Rezept Seite 133 oder 133) vermischen.

Randengemüse (Rote Bete)
Wurzelspitzen und Blätter bis ca. 2 cm abschneiden, gut waschen, ohne die Haut zu verletzen.

350 g Randen
1 dl Gemüsebrühe
je 1 Prise Fruchtzucker und Steinsalz
¼ Lorbeerblatt, Liebstöckel, Kümmel, Muskat
ganz wenig Knoblauch, Petersilie
etwas Zitronensaft, Zitronenmelisse
1 Essl. Vollkornmehl, kalt angerührt
1 Essl. Mandelpüree

Die Randen im Dampfkochtopf in ca. 25 Min. weich kochen. Schälen und in feine Scheiben schneiden. In der Gemüsebrühe mit den Kräutern und Gewürzen gut mischen und ¼ Std. leicht kochen. Zum Binden das Vollkornmehl darunterrühren und am Schluss, wenn etwas abgekühlt, das Mandelpüree beifügen.

Topinambur
250 g Topinambur
etwas Gemüsebrühe
1 Prise Steinsalz
Basilikum
1 Teel. Mandelpüree

Die Topinambur wie Kartoffeln in der Schale (s. Rezept Seite 123) kochen. Schälen, in Scheiben schneiden und in der Gemüsebrühe weich dämpfen. Würzen und zum Verfeinern, wenn etwas abgekühlt, das Mandelpüree daruntermischen.

Man kann die Topinambur auch mit Béchamelsauce (Rezept Seite 133 oder 133 anrichten.

Tomatengemüse
4–5 Tomaten
½ Essl. Olivenöl
½ Zwiebel
1 Teel. Fruchtzucker
1 Prise Steinsalz
ein wenig Knoblauch
Rosmarin, Majoran, Basilikum
evtl. 1 Essl. Maizena (Maismehl)
Petersilie oder Schnittlauch oder Dill

Zwiebel und Fruchtzucker im Olivenöl in der Bratpfanne leicht bräunen. Die Tomaten mit kochendem Wasser überbrühen und schälen, in Stücke schneiden, zu den Zwiebeln geben und mitdämpfen, bis sie etwas eingekocht sind. Knoblauch und Gewürze beifügen und fertig kochen; zum Binden das Maizena daruntermischen. Über die angerichteten Tomaten reichlich gehackte Petersilie oder andere Kräuter streuen.

Tomaten gedämpft
2–3 Tomaten
1 Esslöffel Olivenöl
¼ Zwiebel, gehackt
Wenig Provence-Kräutermischung (Basilikum, Rosmarin, Thymian, Salbei), Petersilie

Die Zwiebel ohne Fett leicht anziehen lassen. Die halbierten Tomaten auf ein eingefettetes Blech oder in die feuerfeste Form legen. Olivenöl auf jede Tomatenhälfte aufpinseln, ebenso die gedünstete Zwiebel und die Kräuter darüber verteilen. Im Ofen kurz dämpfen.
Nach Belieben werden einige Tomaten gemixt oder ganz fein gehackt, mit etwas Rahm vermischt, rasch aufgekocht und über die angerichteten Tomaten verteilt.

Tomaten, gefüllt
2–3 Tomaten
1 Teel. Reis pro Tomate
1 Prise Steinsalz
Olivenöl oder Nussmus
etwas Zwiebel und Knoblauch
Rosmarin, Majoran, Thymian, Basilikum
Lorbeer, Muskat
evtl. Gemüsebrühe

Von den Tomaten den Deckel abschneiden und aushöhlen. Das Tomatenmark hacken und mit 1 Teel. ungekochtem Reis und den Kräutern und Gewürzen vermischen. Die Masse einfüllen, Olivenöl oder Nussmus daraufgeben und die abgeschnittenen Deckel aufsetzen. Im Ofen bei guter Unterhitze bei 160 °C 20–30 Min. backen.

Tomaten à la provençale
2 Tomaten
1 Essl. Olivenöl
1 Essl. gehackte Petersilie
1 Essl. Paniermehl (Brösel)

Tomaten halbieren, auf ein Blech geben. Olivenöl daraufgeben, Paniermehl und Petersilie mischen und mit einem Löffel auf die Tomaten verteilen. Im Ofen 15 Min. backen.

Zucchetti-Tomatengemüse
½ Zwiebel, gehackt
300 g Zucchetti
50 g Tomaten

Knoblauch, Rosmarin. Majoran, Thymian, Basilikum
Petersilie, Schnittlauch, Dill
evtl. etwas Maizena (Maismehl)
1 Teel. Mandelpüree

Zwiebel ohne Fett anziehen lassen. Zucchetti in Würfel schneiden, Tomaten schälen und ebenfalls in Würfel schneiden. Beide Gemüse zugeben und weich schmoren. Würzen. Wenn sich zu viel Flüssigkeit gebildet hat, wird etwas angerührtes Maizena beigefügt. Wenn nicht mehr so heiß zuletzt das Mandelpüree beifügen.

Peperoni, grüne, gelbe oder rote
Sie eignen sich sehr gut als Beigabe zu anderen Gerichten.
150–200 g Peperoni
½ Essl. Olivenöl
½ Zwiebel, gehackt
1 Prise Steinsalz
Knoblauch, Rosmarin, Majoran, Thymian, Basilikum, Petersilie

Peperoni in Streifen schneiden und zusammen mit Zwiebel, Kräutern und Gewürzen in der Bratpfanne im Olivenöl zugedeckt dämpfen.

Ratatouille
50 g Peperoni
100 g Zucchetti
50 g Auberginen
1 Tomate
½ Zwiebel, gehackt
wenig Knoblauch
1 Essl. Olivenöl
1 Prise Steinsalz
Rosmarin, Majoran, Thymian, Basilikum, Petersilie

Peperoni, Zucchetti, Auberginen und Tomate (geschält) in Würfel schneiden. Zwiebel und Knoblauch im Pflanzenfett dämpfen, Gemüse beigeben und 1 Std. zugedeckt dämpfen. Würzen. Wenn zuviel Saft entsteht, abgedeckt einkochen lassen.

Artischocken
1 Artischocke
¾ l Wasser
1 Essl. Zitronensaft
1 Prise Steinsalz

Die Stengel dicht an den Artischocken abschneiden. Die untersten harten Blätter entfernen und die Spitzen abschneiden. Halbieren und Blüte herausschneiden, unter dem laufenden Wasser waschen und Schnittfläche mit Zitronensaft einreiben. Wasser zum Kochen bringen, Zitronensaft und Meersalz beifügen und die Artischocke darin weich kochen, ca. ¾ Std. Abtropfen lassen und auf warmer, mit Serviette belegter Platte anrichten.
Mit Joghurtsauce (Rezept Seite 112) servieren.

Spargeln
½ Bund Spargeln
1 l Wasser
1 Prise Steinsalz
Nussmus

Die Spargeln waschen und großzügig schälen. Grüne Spargeln kann man fast ganz belassen. Wasser zum Kochen bringen, die Spargeln in 20–30 Min. weich kochen (grüne brauchen viel weniger lang), mit dem Schaumlöffel herausnehmen und auf einer mit Serviette belegten Platte anrichten. Mit flüssigem Nussmus begießen.
Als Variante Sauce Vinaigrette (siehe Rezept 134) dazu servieren.

Blumenkohl oder Broccoli
1 kleiner Blumenkohl oder Broccoli (250 g)
1 Teel. Olivenöl
1 Knoblauchzehe
1 dl Gemüsebrühe
1 Prise Steinsalz, Pfeffer
Pinienkerne oder Mandelsplitter

Blätter und Strunk unter der Blume abschneiden. Strunk schälen und in größere Stücke schneiden, Blume in Röschen teilen. Die gehackte Knoblauchzehe im Olivenöl hell dünsten, Blumenkohl oder Broccoli beifügen und kurz mitdünsten. Mit der Gemüsebrühe ablöschen und etwa 5 Minuten köcheln lassen. Mit der Prise Salz und Pfeffer würzen. Pinienkerne oder Mandelsplitter ohne Fett kurz in der Bratpfanne anrösten und über das Gemüse verteilen.

Kohlrabi mit Kräutern
1 Kohlrabi
1 dl Gemüsebrühe
1 Essl. zarte Kohlrabiblätter, gehackt
1 Essl. Rahm
Béchamelsauce (Rezept Seite 133 oder 133)

Kohlrabi in 4 Stücke, dann in feine Scheibchen schneiden und in der Gemüsebrühe zugedeckt ½–¾ Std. kochen, zuletzt die Kohlrabiblätter und den Rahm beifügen.
Die Béchamelsauce mit verschiedenen gehackten Kräutern vermischen und über die fertiggekochten Kohlrabi anrichten.

Maiskolben
(sehr gut kauen, sonst schwer verdaulich)
1 Maiskolben
1–2 Essl. Quark oder 10 g frische Butter

Nur Maiskolben verwenden, deren Körner noch zart und milchig sind. Die grünen Blätter und die Fäden entfernen. Den Maiskolben in Wasser 10–20 Min. weich kochen und auf heißem Teller anrichten. Frische Butter oder Quark mit Kräutern angerührt dazu servieren.

Salate von gekochten Gemüsen

Diese Salate werde nicht als Rohkost berechnet.

Karotten, Sellerie. Randen (Rote Bete), Bohnen, Blumenkohl, Broccoli, Zucchetti, Mangold oder Krautstiele eignen sich besonders gut für diese Salate.
Die Gemüse werden in Gemüsebrühe oder Wasser weichgekocht, abgetropft und kleingeschnitten (Würfelchen, Scheibchen, Röschen, Streifen). Mit Salatsauce oder mit Vinaigrette oder Mayonnaise anmachen. Als Gewürz Zwiebeln und gehackte Kräuter.

Kartoffelsalat
200 g Kartoffeln
½ dl Gemüsebrühe
1 Essl. Mayonnaise (Rezept Seite 134)
½ Essl. Zwiebeln, gehackt
Borretsch, Schnittlauch, Petersilie, Zitronenmelisse, Majoran, Thymian, Dill

Die Kartoffeln im Dampftopf weich kochen, noch heiß schälen und in Scheiben schneiden. Die heißgemachte Gemüsebrühe darübergießen und etwas stehen lassen, dann die Mayonnaise daruntermischen. Mit Zwiebel und Kräutern würzen.

Kartoffelsalat mit Gurken
1 große Kartoffel
¼ Gurke
2 Essl. Joghurtsauce (Rezept Seite 112)
½ Knoblauchzehe
Dill oder Borretsch, Schnittlauch, Petersilie, Zwiebel

Die Kartoffel wie oben beschrieben vorbereiten. Die geschälte Gurke auf grober Raffel raffeln und dazugeben. Mit Joghurtsauce vermischen und mit Zwiebel und Kräutern würzen.
Vor dem Anrichten die Salatschüssel mit der Knoblauchzehe ausreiben.

Salade niçoise
1 gekochte Kartoffel
1 kleine Tomate
Radieschen
einige Gurkenscheiben
1 Essl. Olivenöl
½ Essl. Zitronensaft
1 Prise Steinsalz
Petersilie, Schnittlauch oder Dill, Zitronenmelisse, Borretsch
einige Kopfsalatblätter

Kartoffel, Tomate und Radieschen in Scheiben schneiden und mit der Salatsauce aus Öl, Zitronensaft, 1 Prise Steinsalz und Kräutern anmachen. Direkt vor dem Servieren die Kopfsalatblätter in breite Streifen schneiden und mit dem Salat vermischen oder den Salat auf die Kopfsalatblätter anrichten.

Reissalat
50 g Reis
2 dl Wasser
2 Essl. Quarksauce (Rezept Seite 112)
½ Essl. Zwiebel, gehackt
¼ Tomate
Schnittlauch, Petersilie oder Basilikum
einige Salatblätter

Reis im Wasser kochen, kurz abspülen und erkalten lassen. Zwiebel, feingewürfelte Tomate und Kräuter unter die Quarksauce geben.
Den Reis mit der Sauce vermischen und auf Salatblätter anrichten.

Selleriesalat mit Soja-Mayonnaise
½ kleiner Sellerie
½–1 Essl. Zitronensaft
2 Baumnüsse
evtl. ¼ Apfel
1 Prise Steinsalz
1 Essl. Soja-Mayonnaise (Rezept Seite 114)

Die rohe Sellerieknolle in streichholzdünne Streifen schneiden oder hobeln. Zitronensaft darüberträufeln, um ein Braunwerden zu verhindern. Die grob gehackten Baumnüsse und den geraffelten Apfel dazugeben und mit der Mayonnaise vermischen.

Gemüsesülzchen
2 ½ dl Gemüsebrühe
2 g Agar-Agar
einige Tropfen Zitronensaft
etwas Kelpamare
frische Gurkenscheiben
Tomatenwürfelchen
gekochte Broccoliröschen
gekochte Erbsen
gekochte, kleingeschnittene Bohnen

Agar-Agar ist ein pflanzliches Gallertpulver, das anstelle der tierischen Gelatine für Gemüse- und Fruchtköpfchen, Saucen und Puddings usw. verwendet wird.
Das Agar-Agar-Pulver in die lauwarme Gemüsebrühe geben und langsam erhitzen, bis das Geliermittel gut aufgelöst ist. Mit Zitronensaft und Kelpamare würzen. In ausgespülte Förmchen etwas Sulze einfüllen, fest werden lassen. Mit Gemüsescheibchen garnieren, wieder Sulze darübergeben, fest werden lassen usw., bis die Förmchen gefüllt sind.
Die erkalteten Sülzchen stürzen und auf Salatblättern servieren.

Kartoffelgerichte

Kartoffeln in der Schale (Pellkartoffeln)
2–4 kleine Kartoffeln
Wasser

Kartoffeln abbürsten und waschen. Pfanne mit gelochtem Einsatz oder Drahtsieb mit Wasser bis zum Einsatz füllen, Kartoffeln hineingeben, zudecken und 30 bis 40 Minuten kochen. Im Dampfkochtopf sind sie in 8–10 Minuten weich.

Backkartoffeln
3–4 kleine Kartoffeln
1 Essl. Olivenöl
Nussmus

Die Kartoffeln abbürsten, waschen.
Auf der oberen Seite die Haut 3–4 mal einritzen, mit Öl bepinseln und auf Blech mit Backfolie bei mittlerer Hitze 30–40 Min. backen. Auf die fertigen Kartoffeln je ein Stückchen Nussmus geben.

Quarkkartoffeln
3–4 kleine Kartoffeln
50 g Magerquark
1–2 Essl. Milch oder Rahm
Schnittlauch oder Kümmel oder Majoran
1 Prise Steinsalz

In die obere Seite der Kartoffeln eine Rille schneiden und zubereiten wie Backkartoffeln. Für die Füllung Quark mit Milch oder Rahm schaumig rühren und Gewürze beifügen. Mit einem Löffel über die Rille der gebackenen Kartoffeln verteilen oder mit dem Dressiersack aufspritzen.

Kümmelkartoffeln
2–3 mittelgroße, längliche,
schmale Kartoffeln
1 Teel. Kümmel
1 Prise Steinsalz
1 Essl. Olivenöl

Die Kartoffeln abbürsten, waschen und durch die schmale Mitte halbieren. Schnittfläche mit etwas Olivenöl bepinseln. Kümmel darauf streuen und 1 Prise Salz darüber verteilen. ¾ Std. bei mittlerer Hitze backen.

Bouillonkartoffeln
250 g Kartoffeln
1–2 dl Gemüsebrühe
1 Prise Steinsalz
Liebstöckel, Thymian
1 Esslöffel Olivenöl oder 10 g Nussmus

Kartoffeln waschen, schälen, halbieren oder in Stücke schneiden und in der Gemüsebrühe mit der Prise Salz und den Gewürzen weich kochen. Olivenöl oder Nussmus über die angerichteten Kartoffeln verteilen.

Rahmkartoffeln
200 g Kartoffeln
1 Zwiebel, gehackt
1 dl Gemüsebrühe
1 Prise Steinsalz
½ dl Rahm
Thymian, Muskat
Petersilie

Kartoffeln schälen, in Scheibchen schneiden, zusammen mit der Zwiebel ohne Fett kurz anziehen lassen und mit der Gemüsebrühe und den Gewürzen weich kochen. Zuletzt Rahm beifügen. Die angerichteten Kartoffeln mit gehackter Petersilie bestreuen.

Kartoffeln mit Tomaten
200 g Kartoffeln
½ kl. Zwiebel
1 dl Gemüsebrühe
1 kl. Tomate
1 Prise Steinsalz
1 Essl. Sesamrahm (Rezept Seite 116)
Majoran oder Rosmarin oder Thymian

Die gehackte Zwiebel und die geschälten, in Scheiben geschnittenen Kartoffeln ohne Fett kurz anziehen lassen, dann mit der Gemüsebrühe halbweich kochen. Die geschälte Tomate in Schnitze schneiden, beifügen und fertig kochen. Würzen. Zuletzt den Sesamrahm dazugeben.

Kartoffelschnee
4 Kartoffeln
Wasser
getrocknete Tomaten
Olivenöl oder Nussmus

Kartoffeln waschen, schälen, in Stücke schneiden und im Dampf mit wenig Wasser weich kochen. Durch die Kartoffelpresse direkt auf eine warme Platte spritzen. Olivenöl oder Nussmus darübergeben und mit feingeschnittenen, getrockneten Tomaten garnieren.

Kartoffelpüree
4 Kartoffeln
wenig Wasser
1 dl Milch
Muskat
1 Essl. Olivenöl
1 Prise Steinsalz
feingehackter Majoran, feingehackter Kümmel
etwas Knoblauch
getrocknete Tomaten

Kartoffeln schälen, in Stücke schneiden und im Dampf weich kochen. Durch die

Kartoffelpresse passieren. Milch erwärmen, das Kartoffelpüree dazugeben, schaumig rühren und würzen. Ev. mit Rahm verfeinern. Auf heiße Platte anrichten und mit den fein geschnittenen getrockneten Tomaten garnieren.

Schmorkartoffeln
2 kleine Kartoffeln
wenig Wasser
1 Prise Steinsalz
1 dl Gemüsebrühe
1–2 Essl. Sesamrahm (Rezept Seite 116)
oder Nussmus
Muskat, Thymian
Petersilie

Kartoffeln schälen und halbieren, im Dampf halbweich kochen. Mit der Schnittfläche nach unten in eine feuerfeste Platte legen. Gemüsebrühe darübergießen, würzen und im Ofen schmoren, bis die Flüssigkeit eingekocht ist. Rahm oder Nussmus darübergeben und mitschmoren, bis die Kartoffeln leicht gebräunt sind. Mit der Schnittfläche nach oben anrichten und mit gehackter Petersilie bestreuen.

Kartoffelschnitten mit Spinat
1 große Kartoffel
1 dl Gemüsebrühe
1 Prise Steinsalz
100 g Spinat
etwas Olivenöl oder Nussmus
Knoblauch, Petersilie, Schnittlauch
evtl. Pfefferminze oder Salbei, Muskat

Die geschälte Kartoffel der Länge nach in 1 cm dicke Scheiben schneiden und sorgfältig weich kochen. Auf ein bebuttertes Blech legen. Den Spinat zubereiten wie Blattspinat (Rezept Seite 121), würzen und auf die Kartoffeln verteilen. Nussmus oder Olivenöl darübergeben. Kurz im Ofen überbacken.

Kartoffel-„Gulasch"
1 Zwiebel
1 große Kartoffel
1 grüne Peperoni
1–2 dl Wasser
1 Prise Steinsalz
Majoran, Thymian, Rosmarin, Petersilie

Zwiebel und Kartoffel in kleine Würfel, Peperoni in Stücke schneiden und zusammen, mit dem Wasser bedeckt, in ca. 15 Minuten weich kochen. Kräftig würzen und anrichten.

Ayurvedische Kartoffeln
(ein apartes, sehr aromatisches Gericht, für 3–4 Portionen)
5 große Kartoffeln
½ Soja-Drink
1 Packung Soja-Crème (Ersatz für Crème fraîche)
je 1 Bund frischer Dill, frischer Schnittlauch, frische Petersilie
½ Zitrone, ausgepresst
1–2 Teel. Kurkuma
½ Teel. Curry
Sojasauce

Die gut gebürsteten Kartoffeln in dicke Scheiben schneiden und ca. 5 Minuten kochen. Inzwischen in einer Pfanne den Soja-Drink, vermischt mit der Soja-Crème, langsam erhitzen (auf keinen Fall kochen!). Kurkuma nach Geschmack und Curry darunterrühren und mit Sojasauce abschmecken. Die Kartoffelscheiben in die Sauce legen und ca. 10 Minuten leicht köcheln lassen. Zum Schluss die frischen kleingehackten Kräuter über die Kartoffeln streuen und sofort servieren.

Getreidespeisen

Japanischer Reis
80 g Vollreis
1 ½–2 dl Gemüsebouillon
1 Prise Steinsalz
1 Esslöffel Olivenöl

1 kl. geschälte Zwiebel, mit Lorbeerblatt und Gewürznelke besteckt

Den Reis in die kochende Bouillon mit besteckter Zwiebel geben und 40 Minuten kochen. Erkalten lassen, Zwiebel entfernen. Den Reis im Ofen wieder heiß werden lassen und beim Anrichten etwas Olivenöl oder Nussmus darübergeben.

Risotto
80 g Vollreis
1 Essl. Zwiebel, gehackt
2 dl Gemüsebrühe oder Wasser
1 Prise Steinsalz
getrocknete Pilze
frische Kräuter nach Geschmack, Rosmarin
1 Esslöffel Olivenöl oder Nussmus
1 Esslöffel geriebenen Parmesan

Den Reis mit der Zwiebel dünsten, bis er glasig ist. Gemüsebrühe oder Wasser heiß dazugeben und al dente (30–40 Minuten) kochen. Die feingehackten, getrockneten Pilze und Kräuter beigeben und etwas mitkochen. Zuletzt Olivenöl oder Nussmus und geriebenen Parmesan mit der Gabel daruntermischen.

Safranreis
Zubereitung wie Risotto. Eine Messerspitze Safranpulver mit etwas Bouillon auflösen und beifügen.

Riz creol mit Gemüsen
80 g Vollreis
1 Essl. Gemüse, sehr fein gewürfelt (Lauch, Sellerie, Karotten)
2 dl Gemüsebrühe
1 Prise Steinsalz
Lorbeer, Gewürznelke, ev. etwas Muskat
frischgehackte Kräuter nach Geschmack

Reis und Gemüse andämpfen, heiße Gemüsebrühe und die Gewürze dazugeben und 30–45 Min. kochen.

Tomatenreis
80 g Vollreis
1 Essl. Zwiebel, gehackt
wenig Knoblauch, ausgepresst
1 große Tomate
ca. 1 dl Gemüsebrühe
1 Prise Steinsalz
Rosmarin, Majoran, Muskat
ev. Basilikum
1 Esslöffel Olivenöl

Zwiebel, Knoblauch und Reis dünsten, bis er glasig ist. Geschälte, in Würfel geschnittene Tomate beigeben. Gemüsebrühe dazugießen, Gewürze beifügen und 30–45 Min. kochen. Zuletzt Olivenöl daruntermischen.

Reis mit Zucchetti
80 g Vollreis
1 Essl. Zwiebel, gehackt
150 g zarte Zucchetti
1 Prise Steinsalz
1 ½ dl Gemüsebrühe oder Wasser
frischgehackter Dill
1 Esslöffel Olivenöl
oder Nussmus

Zucchetti in Würfel schneiden. Weitere Zubereitung wie Tomatenreis (s. oben).

Reis mit Spinat
80 g Vollreis
100 g Spinat
etwas Zwiebel, gehackt
2 dl Gemüsebrühe oder Wasser
1 Prise Steinsalz
Muskat und Pfefferminze
10 g frische Butter oder Pflanzenmargarine oder Nussmus

Spinat grob schneiden. Weitere Zubereitung wie Tomatenreis (s. oben).

Reis mit Erbsen (Risi bisi)
80 g Vollreis
150 g zarte Erbsen, enthülst
etwas Zwiebel, gehackt
je 1 Prise Fruchtzucker und Steinsalz
½ dl Gemüsebrühe
etwas Zwiebel, gehackt
1 ½–2 dl Wasser
1 Esslöffel Olivenöl
oder Nussmus
Petersilie

Zwiebel mit Fruchtzucker und der Prise Salz dünsten. Die Erbsen beifügen und leicht mitdämpfen, dann Gemüsebrühe zugießen und die Erbsen weich kochen. In einer separaten Pfanne einen Risotto (nach obigem Rezept) zubereiten. Zuletzt die gekochten Erbsen daruntermischen. Über den angerichteten Reis Olivenöl oder Nussmus und gehackte Petersilie geben.

Reisauflauf mit Tomaten
80 g Vollreis
2 kleine Tomaten
etwas Zwiebel, gehackt
2 Essl. Gemüse (Lauch, Sellerie, Karotten)
1 ½ dl Gemüsebrühe
1 Prise Steinsalz
Petersilie, Liebstöckel
½ Esslöffel Olivenöl

Zwiebel und sehr fein gewürfeltes Gemüse kurz dünsten, den Reis beifügen und glasig werden lassen. Mit heißer Gemüsebrühe ablöschen, würzen und 30–45 Min. kochen. Den fertigen Reis und die in Scheiben geschnittenen Tomaten lagenweise in eine feuerfeste Form schichten, mit kleinen Flöckchen von Butter oder Olivenöl belegen und 10 Min. im Ofen backen.

Indisches Reisgericht
80 g Vollreis
2 dl Gemüsebrühe
1 Prise Steinsalz
1 kleine Banane
1 kleiner Apfel
1 Essl. Rosinen
1 Teel. Sonnenblumenkerne
1 Teel. Sesam
Safran, Curry, frische Ingwerwurzel

Reis mit Gemüsebrühe und 1 Prise Steinsalz nicht ganz weich kochen (ca. 30–40 Minuten). Die in Scheiben geschnittene Banane, den geschälten und blättrig geschnittenen Apfel samt Rosinen unter den Reis mischen und 5–10 Min. weiter kochen. Nach Geschmack mit Safran, Curry und geriebener Ingwerwurzel würzen. Sonnenblumenkerne und den ohne Fett leicht gerösteten Sesam darüberstreuen.

Grießbrei
50 g Grieß
3 dl Milch
2 dl Wasser
1 Essl. Sesamrahm (Rezept Seite 116)
je 1 Essl. Fruchtzucker und Zimt

Grieß in die kochende Flüssigkeit einrühren und 15–20 Min. kochen. Über den angerichteten Grießbrei den Sesamrahm und Fruchtzucker mit Zimt gemischt streuen.

Polenta
50 g Maisgrieß, mittelfein
3 dl Wasser
Muskat
1 Prise Steinsalz
½ Essl. Olivenöl

Wasser zum Kochen bringen und den Mais einrühren. 5 Min. auf schwachem Feuer unter stetigem Rühren kochen. Würzen und 45–60 Min. auf kleinem Feuer fertig kochen. Zuletzt das Olivenöl untermischen. Nach Belieben können auch ohne Fett geröstete Zwiebelscheiben darüber gegeben werden.

Hirsotto
50 g Hirse
1 Essl. Zwiebel, gehackt
1 ½ dl Gemüsebrühe
½ Zwiebel
1 Prise Steinsalz

Zwiebel und heiß abgespülte Hirse glasig dünsten, die heiße Gemüsebrühe beifügen, die Prise Salz zugeben und 20 Min. kochen. Beim Anrichten Zwiebelstreifen oder Zwiebelringe, ohne Fett geröstet, darüber verteilen.

Hirsotto mit Gemüse
40 g Hirse
1 Essl. Zwiebel, gehackt
2 Essl. Gemüsewürfelchen
(Lauch, Sellerie, Karotten oder Karotten und Erbsen)
1 ½ dl Gemüsebrühe
etwas Kelpamare
Rosmarin
1 Esslöffel Olivenöl oder 10 g Nussmus

Zwiebel, Gemüsewürfelchen und heiß abgespülte Hirse glasig dünsten. Heiße Gemüsebrühe dazugießen, würzen und 20 Min. kochen. Beim Anrichten das Olivenöl oder Nussmus-Flöckchen darübergeben.

Schrotbrei
2 Essl. Schrot (Weizen, Hafer, Roggen)
3 Essl. Wasser
1 Prise Steinsalz

Den Schrot 12 Stunden einweichen. Dann mit dem Wasser aufsetzen und 10 Min. kochen oder ½ Std. im Wasserbad kochen.

Nudeln, Spaghetti, Makkaroni usw.
Bei einer strengen Heildiät sollte man keine Eierteigwaren verwenden. Es gibt ja nebst den bekannten italienischen Teigwaren aus Hartweizen ausgezeichnete Vollkornteigwaren, Sojateigwaren, Dinkelteigwaren. Dazu findet man unzählige Fertigsaucen, die wir nicht empfehlen können.

Am bekömmlichsten sind die al dente gekochten Teigwaren mit einer klassischen oder einfachen Tomatensauce (s. Rezepte Seite 133).

Spätzle oder Knöpfli (ohne Ei)
60 g Vollkornmehl
20 g Sojamehl
1 dl 1:1 verdünnte Milch
1 l Wasser
1 Essl. Steinsalz
1 Essl. Olivenöl
Zwiebelstreifen
Schnittlauch und Petersilie

Vollkorn- und Sojamehl und Milchwasser gut mischen und klopfen, bis der Teig Blasen wirft, dann mindestens 1 Std. ruhen lassen.
Wasser mit Steinsalz zum Kochen bringen. Den Teig portionenweise durch ein grob gelochtes Sieb ins kochende Wasser streichen oder auf ein Holzbrettchen geben und mit einem Messer feine Streifen ins kochende Wasser fallen lassen. Knöpfli oder Spätzle ziehen lassen, bis sie an die Oberfläche steigen. Mit einem Schaumlöffel herausnehmen und auf einer heißen Platte anrichten. Nach Wunsch mit in Olivenöl (oder ganz ohne Fett) gerösteten Zwiebelstreifen, Schnittlauch und Petersilie verfeinern.

Saucen

Bei einer Heildiät sind die Saucen ein schwieriges Kapitel, denn fast alle üblichen Rezepte enthalten viel Fett (Butter, Öl, Rahm) sowie Käse und Eier. Auf jeden Fall sollte man die Verbindung von heißem Fett und Mehl (Béchamelsauce) meiden; diese Mischung ist sehr belastend für Magen, Leber und Darm. Wir haben hier ein paar erlaubte Rezepte zusammengestellt, wobei einige von den klassischen abweichen, aber nichtsdestotrotz ausgezeichnet schmecken!

Béchamelsauce 1
Für 4 Personen:
2–3 Essl. Weizenmehl (ausnahmsweise Weißmehl)
1 l Milch
1 Lorbeerblatt
1 Essl. Gemüsebrühe
1 geriebene Zwiebel
je 1 Prise Steinsalz, Muskat und frisch gemahlener weißer Pfeffer
gehackte Petersilie

Das Mehl ohne Fett kurz rösten, bis es duftet (es darf nicht dunkel werden), dann leicht abkühlen lassen. Unter ständigem Rühren die Milch beifügen, Lorbeerblatt, Gemüsebrühe und Zwiebel dazugeben und alles aufkochen. Würzen. Nach ca. 5 Minuten das Lorbeerblatt entfernen, die Sauce anrichten und mit Petersilie bestreuen.

Aus dieser Grundsauce lassen sich viele Varianten herstellen, z. B.

Meerrettichsauce
zum Schluss 10 g fein geraffelten Meerrettich beigeben und die Sauce noch 5 Min. fertig kochen.

Kapernsauce
die fertige Sauce mit ganzen oder gehackten Kapern und Zitronensaft abschmecken.

Olivensauce
die Sauce mit 4–5 Essl. Tomatenmark und 2 Essl. gehackten Oliven rasch aufkochen. Evtl. mit einer Messerspitze Cayennepfeffer nachwürzen

Kräutersauce
unter die fertige Sauce viel feingehackte Kräuter wie Petersilie, Liebstöckel, Kerbel, Basilikum, Estragon, Origano usw. mischen.

Champignonsauce
unter die fertige Sauce 3–4 Essl. feinst gehackte rohe Champignons mischen und mit Zitronensaft abschmecken.

Béchamelsauce 2
Für 4 Personen:
2 Essl. Weizenmehl
½ l Sojamilch
1 Lorbeerblatt
1 fein geriebene Zwiebel
2 Teel. rotes Miso
je 1 Prise Pfeffer und Paprika
gehackte Petersilie

Den Weizen ohne Fett kurz rösten, bis er aromatisch duftet. Etwas abkühlen lassen, dann unter ständigem Rühren die Sojamilch zugießen, Lorbeerblatt und Zwiebel beifügen und alles knapp 5 Min. kochen lassen.
Das Miso darunterrühren, das Lorbeerblatt entfernen und die Sauce mit Pfeffer und Paprika abschmecken. Gehackte Petersilie darüberstreuen.

Miso ist eine fermentierte Sojabohnenpaste, die sich ausgezeichnet zum Würzen eignet und ähnlich wie die bekannte Sojasauce schmeckt, aber kein Kochsalz enthält.

Tomatensauce, klassisches Rezept
½ Essl. Olivenöl
1 Essl. Zwiebel
½ Knoblauchzehe, durchgepresst
2 Essl. Karotten, Sellerie, Lauch
2 kl. Tomaten
1 Prise Steinsalz
1 Prise Vollrohrzucker
1 Teel. Tomatenpüree
1 ½ dl Gemüsebrühe oder Wasser
Lorbeerblatt, Rosmarin,
Thymian

Gehackte Zwiebel, durchgepressten Knoblauch und grobgeschnittenes Gemüse im Pflanzenfett gut dämpfen. Die in Stücke geschnittenen Tomaten und das Tomatenpüree mitdämpfen. Gemüsebrühe oder Wasser beifügen, würzen und ½ Std. leise köcheln lassen. Auf Wunsch passieren.

Tomatensauce
auf einfache Art
3 Tomaten
je 1 Prise Steinsalz und Vollrohrzucker (Succanat)
Schnittlauch, Basilikum
1 Essl. Olivenöl

Tomaten in Stücke schneiden, weich dämpfen, würzen und nach Wunsch passieren. Zum Verfeinern etwas Olivenöl beigeben.

Peperonisauce
½ Essl. Olivenöl
1 Essl. Zwiebel gehackt
1 Essl. Peperoni (gelb, grün oder rot)
1 Essl. Vollkornmehl
1 dl Gemüsebrühe
1 Prise Steinsalz
evtl. 1 Essl. Rahm

Zwiebel und in feine Streifen geschnittene Peperoni im Olivenöl leicht dünsten. Vollkornmehl darüberstreuen, Gemüsebrühe beifügen und 20 Min. kochen. Würzen. Rahm zum Verfeinern unter die fertige Sauce ziehen.

Mayonnaise
klassisches Rezept
für 4 Personen:
1 Eigelb
1 Essl. Zitronensaft
2 dl Olivenöl
Zwiebel, Kräuter, wenig Kelpamare
Das Eigelb mit einigen Tropfen Zitronensaft gut zerquirlen. Unter gleichmäßigem Umrühren mit dem Schwingbesen das Olivenöl tropfenweise beifügen. Wird die Mayonnaise zu dick, mit etwas Zitronensaft verdünnen. Zuletzt nach Belieben würzen.

Remouladensauce
klassisches Rezept
für 4 Personen

Mayonnaise, nach obigem Rezept
1 hart gekochtes Ei, gehackt
1 Essl. Cornichons, gehackt
einige Kapern
1 Teel. Petersilie, gehackt
Tomatenwürfelchen

Die verschiedenen Zutaten mit der fertigen Mayonnaise vermischen, die Tomatenwürfelchen als Garnitur verwenden.

Mayonnaise
ohne tierisches Eiweiß
siehe Rezept Seite 114

Remouladensauce
ohne tierisches Eiweiß
für 4 Personen:
Mayonnaise ohne tierisches Eiweiß (Rezept Seite 114) zubereiten und mit 1 Essl. gehackten Cornichons, einigen Kapern und gehackter Petersilie vermischen. Zum Garnieren Tomatenwürfelchen.

Vinaigrette
für 4 Personen:
2 Essl. Olivenöl
2 Essl. Arachideöl
2 ½ Essl. Zitronensaft
2 Essl. Wasser oder Gemüsebrühe
½ Zwiebel, gehackt
1 Ei, hart gekocht, gehackt
1–2 Cornichons, gehackt oder fein gewiegt
Petersilie oder Schnittlauch
1 Essl. Tomatenwürfelchen
1 Prise Steinsalz.

Olivenöl, Zitronensaft und Gemüsebrühe sämig schwingen, dann die weiteren Zutaten beifügen, gut vermischen.

Belegte Brötchen

Belegte Brötchen sind allgemein beliebt, als Vorspeise oder für ein sommerliches Abendessen, auch als Proviant für Wanderungen und Reisen oder als Mittagsverpflegung im Büro.
Aufstriche und Zutaten lassen sich auf immer neue Weise variieren, es stehen auch verschiedene vollwertige Brotsorten zur Verfügung, teilweise bereits vorgeschnitten.
Die Rezepte sind hier für 4 Personen berechnet.

Grundaufstriche
bei strenger Diätform die Brötchen nur mit Quark bestreichen und mit Rohkost belegen.

Guacamole
(Südamerikanisches Avocadomousse)
2 reife Avocados
Saft von ½ Zitrone
½ kleine Zwiebel, gehackt
2 Knoblauchzehen, durchgepresst
evtl. Steinsalz und weißer Pfeffer

Das herausgelöste Fruchtfleisch der Avocados mit dem Zitronensaft im Mixer pürieren. Zwiebel und Knoblauch darunter mischen und mit Steinsalz und weißem Pfeffer abschmecken. Evtl. 1 Essl. Soja-Creme (anstelle von Crème fraiche) unterziehen.

Süße Avocadocreme
1 reife Avocado
4 Essl. frisch gepresster Orangensaft
1 Essl. Honig
1 Messerspitze Ingwerpulver

Das herausgelöste Fruchtfleisch der Avocado zu Mus zerdrücken oder mixen und mit den anderen Zutaten vermischen. Sofort servieren.

Tofuaufstrich mit Nüssen
250 g Tofu, püriert
2 feingehackte Frühlingszwiebeln
50 g Nüsse (Haselnüsse, Baumnüsse, Mandeln, Cashews)
evtl. 1 Prise Steinsalz und weißer Pfeffer

Die Nüsse im Ofen oder in einer trockenen Pfanne leicht anrösten, abkühlen lassen und mahlen. Mit dem pürierten Tofu und den Zwiebeln vermischen, mit Steinsalz und Pfeffer abschmecken.

Quarkaufstrich mit Kräutern
100 g Quark
10 g Nussmus
Miso
Kümmel oder Schnittlauch oder Kräuter wie Dill, Borretsch, Liebstöckel, Basilikum, Origano, Pfefferminze usw.

Quark und Nussmus schaumig rühren, Gewürze und abwechslungsweise einzelne Kräuter oder eine Mischung davon daruntermischen.

Garnituren
Die bestrichenen Brötchen können auf folgende Arten garniert werden:

mit Karotten- oder Sellerierohkost
mit Tomaten, frischen Gurken, Radieschen, Kresse, Zwiebelringlein, Nüssen, Petersilie, Schnittlauch usw.

Desserts

Diese Rezepte gelten alle für 4 Personen

Desserts sollen zurückhaltend genossen werden. Zum Süßen verwendet man Honig (besonders geeignet ist der Akazienhonig) oder Ahornsirup oder Agavensaft. Ganz wegzulassen sind Süßspeisen mit viel Zucker, Eiern und Rahm. Aber es gibt schmackhafte Varianten!

Fruchtsalat
2 Essl. Honig
1 dl Wasser
1–2 dl Traubensaft oder Süßmost
1–2 Essl. Zitronensaft
600 g Aprikosen oder Pfirsiche
Melonen
Äpfel
Birnen (weiche Sorte)
rote Kirschen, entsteint
alle Beerensorten

Wasser und Honig, Traubensaft und Zitronensaft gut mischen. Früchte, je nach Jahreszeit zusammengestellt, in feine Scheiben schneiden und in den Sirup geben.

Gefüllte Melonen
2 kleine Melonen
Fruchtsalat nach obigem Rezept

Die Melonen halbieren, aushöhlen und mit dem Fruchtsalat füllen.

Fruchtgelee
3 dl Wasser oder Traubensaft
1–2 Essl. Honig
10 g Agar-Agar, pulverisiert
7 dl frisch gepresster Fruchtsaft von Orangen oder Beeren

Agar-Agar ist eine pflanzliche Gallerte, die statt der tierischen Gelatine für Gemüse- und Fruchtköpfchen, Saucen und Puddings verwendet wird.

Wasser mit Honig und Agar-Agar gut verquirlen und auf kleiner Flamme unter stetigem Rühren erhitzen, bis sich das Agar-Agar ganz aufgelöst hat. Fruchtsaft damit vermischen und sofort in Gläser oder Dessertcoupes anrichten. Nach Belieben mit Sesamrahm (Rezept Seite 116) garnieren.

Apfelmus
800 g Äpfel
2 dl Wasser oder Süßmost
1–2 Essl. Honig
Zimt oder Zitronenschale
1 dl Sesamrahm (Rezept Seite 116)

Äpfel von Stiel und Fliege befreien, in Stücke schneiden, zusammen mit dem Wasser oder Süßmost und dem Honig weich kochen und passieren (mixen). Zimt oder Zitronenschale (von ungespritzten Zitronen!) daruntermischen. Zum Verfeinern Sesamrahm zum Apfelmus servieren.

Apfel- oder Birnenkompott
800 g Äpfel oder Birnen
2–3 dl Wasser oder Süßmost
1 Essl. Honig
abgeriebene Zitronenschale (von ungespritzten Zitronen)
oder etwas Zimt

Äpfel oder Birnen schälen, Kerngehäuse entfernen und in Schnitze schneiden. Die Flüssigkeit zum Kochen bringen, Honig und Zitronenschale oder Zimt beifügen und die Äpfel oder Birnen darin weich kochen.

Gefüllte Äpfel I
800 g Äpfel
½ l Wasser oder Süßmost
1 Essl. Honig
¼ Zimtstengel
Quitten-, Himbeer- oder Johannisbeergelee (Rezept Seite 136)
oder Rosinen und Weinbeeren mit etwas Honig

Wasser oder Süßmost mit Honig und Zimtstengel zum Kochen bringen. Äpfel schälen, halbieren, aushöhlen, portionenweise in den heißen Saft geben und langsam weich kochen. Mit dem Schaumlöffel herausheben und mit der Schnittfläche nach oben auf einer flachen Platte anrichten. Mit dem gewünschten Gelee oder mit der Rosinen-Weinbeeren-Honigmischung die Äpfel füllen.

Gefüllte Äpfel II
4 große oder 8 kleine Äpfel
4 Essl. Haselnüsse oder Mandeln, gemahlen
2 Essl. Korinthen
4 Essl. Sesamrahm (Rezept Seite 116)
1–2 Essl. Honig
abgeriebene Zitronenschale (von ungespritzter Zitrone)
10 g Nussmus
1 Essl. Ahornsirup
1–2 dl Süßmost

Haselnüsse, Korinthen, Sesamrahm, Honig und Zitronenschale vermischen, in die vorbereiteten Äpfel (Kerngehäuse entfernt, Schale eingeritzt) einfüllen und in eine Auflaufform geben. Nussmus und Ahornsirup auf die Äpfel verteilen und Süßmost 1 cm hoch dazugießen. 20–30 Min. im Ofen backen.

Dörrobst-Salat mit Trauben und Pinienkernen
200 g gedörrte Feigen
200 g Datteln
200 g gedörrte Äpfel
400 g weiße Trauben
Saft von 1 Zitrone
2 Essl. Honig
50 g Pinienkerne

Die Dörrfrüchte zerkleinern, die Hälfte der Trauben halbieren, die andern auspressen. Alle Früchte in eine Schüssel geben. Den Saft der Zitrone und der Trauben mit dem Honig gut mischen, über die Früchte gießen. Vor dem Servieren kühl stellen. Die Pinienkerne trocken rösten und über den Fruchtsalat streuen.

Erdbeer- oder Himbeercreme
300 g Beeren
Vanillecreme
1–2 dl Sesamrahm (Rezept Seite 116)

Eine Vanillecreme nach Rezept Seite 138 zubereiten und mit den gemixten oder passierten Beeren vermischen. Sesamrahm darunter ziehen oder separat dazu servieren.

Zitronencreme
¾ l Milch
1–2 Zitronen, ungespritzt
1 Essl. Maizena (Maismehl) oder Pfeilwurzmehl
3 Essl. Milch
2 Essl. Honig
Sesamrahm (Rezept Seite 116) nach Belieben

Die dünn abgeschälte Zitronenschale mit der Milch aufkochen, das mit etwas kalter Milch angerührte Maizena oder Pfeilwurzmehl zugeben und nochmals aufkochen, Honig dazufügen, unter ständigem Schwingen zurück in die Pfanne geben und bis vors Kochen bringen. Die erkaltete Creme absieben und einige Löffel Zitronensaft dazugeben, ebenso Sesamrahm nach Belieben.

Orangencreme
Zubereiten wie Zitronencreme (siehe Rezept oben)

Orangensulzköpfchen
5 dl frischer Orangensaft
5 g Agar-Agar, pulverisiert (pflanzliche Gallerte, statt Gelatine)
1 Essl. Fruchtzucker

3 dl Orangensaft, Agar-Agar und Zucker gut zerquirlen und auf kleiner Flamme unter stetigem Rühren erhitzen (nicht kochen), bis sich das Agar-Agar vollständig aufgelöst hat. Restlichen Orangensaft dazugeben und in kalt ausgespülte Förmchen anrichten. Kaltstellen.

Sesamstengelchen
100 g Syramena-Zucker
2 Essl. Honig
100 g Sesam, nicht gemahlen

Syramena-Zucker ist ein heller Vollrohrkristallzucker und in Bioläden erhältlich. Den Zucker in einer trockenen Pfanne erhitzen und rühren, bis ein helles Karamel entstanden ist. Den flüssigen Honig dazugießen und gut vermischen. Sesam hineingeben und nochmals gut mischen. Die Masse in eine Form oder auf ein eingeöltes Brett gießen, leicht abkühlen lassen und in Vierecke oder Rauten schneiden. Erkalten lassen.

Vanillecreme
1 Vanilleschote
¼ l Wasser
40 g Weizenmehl
(ausnahmsweise Weißmehl)
3 Essl. Honig
ca. 200 ml Sojamilch

Die Vanilleschote mit spitzem Messer aufschneiden, das Mark herauskratzen und alles mit dem Wasser aufkochen lassen. Das Weizenmehl unter ständigem Umrühren in das Vanillewasser geben und zu einem dicken Brei ausquellen lassen. Etwas abkühlen lassen, dann den Honig und die Sojamilch gut darunterrühren. Je nach dem Quantum der Sojamilch entsteht eine Vanillecreme oder eher eine Vanillesauce. Bis zum Servieren kalt stellen.

Vanillesauce
s. Vanillecreme (Rezept oben)

Mandelmilchsauce
4 dl Milch
50 g Mandeln oder Mandelmus
2 Essl. Honig
1 Essl. Maizena (Maismehl) oder Pfeilwurzmehl
2 Essl. Wasser

Milch zusammen mit den geschälten, geriebenen Mandeln (oder dem Mandelmus) und dem Honig aufkochen. Maizena oder Pfeilwurzmehl im kalten Wasser anrühren und in die kochende Milch einrühren. Die fertige Sauce gut mixen.

Hagebuttensauce
70 g Hagebuttenpüree
oder Hagebuttenmark
2 dl Wasser oder Traubensaft
1–2 Essl. Honig
evtl. einige Tropfen Zitronensaft

Die Zutaten zusammen aufkochen, den Zitronensaft zuletzt beifügen.

Rotweinsauce
2 dl Wasser
Zitronen- oder Orangenschale (von ungespritzten Früchten)
1 Zimtstengel
1 Nelke
1–2 Essl. Honig
2 dl roter Traubensaft
20 g Mandeln

Wasser, Schale, Gewürze und Honig zusammen einige Min. kochen, dann absieben. Traubensaft dazugeben und erwärmen (nicht kochen). Die geschälten, in Stifte geschnittenen Mandeln beifügen.

Rote Grütze (Kaltschale)
7 dl Johannisbeer-, Himbeer- oder Erdbeersaft
3 dl roter Traubensaft oder Wasser
70 g Grieß
1 Essl. Maizena (Maismehl)

Beerensaft und Traubensaft zusammen aufkochen, Grieß und Maizena einrühren und 10 Min. kochen. In ausgespülte Puddingform einfüllen und kalt stellen.
Mit Vanillesauce (Rezept Seite 138) oder Mandelmilchsauce (Rezept Seite 138) servieren.

Rote Grütze dänische Art
1 kg Beeren (Himbeeren, Johannisbeeren, Erdbeeren oder entsteinte Kirschen oder alles gemischt)
1 l Fruchtsaft (z.B. Holunder)
2 Päckchen Agar-Agar
Honig nach Geschmack
½ Teel. Naturvanille
Sesamrahm flüssig (Rezept Seite 116)

Gesäuberte und eventuell zerkleinerte Früchte in eine Schüssel geben, mit Honig und Vanille vermischen. Fruchtsaft mit Agar-Agar nach Vorschrift erhitzen und über die Früchte gießen. Die Grütze erstarren lassen. Dazu den flüssigen Sesamrahm servieren.

Gesundheits-Tees

Für Tees sollen möglichst die ganzen Blätter verwendet werden, da die ätherischen Öle bei feiner Zerstückelung (Sachetform) verloren gehen. Bitter- und Blähungstees ungesüßt trinken, anderen Tees kann man etwas Honig und/oder verdünnten Zitronensaft beifügen.

Bittertee
Wermut
Tausendgüldenkraut
Benediktenkraut

Zu gleichen Teilen mischen, anbrühen und 5 Min. ziehen lassen.
Bei Appetitlosigkeit ½ Std. vor den Mahlzeiten 2–3 Essl. davon trinken (leicht galletreibend).
Sensible Menschen nehmen nur Tausendgüldenkraut.

Wermuttee
Anbrühen und 5 Min. ziehen lassen.
Starker Bittertee, stark galletreibend, magensaftfördernd.
Schluckweise tagsüber trinken.

Blähungstee
Kümmel
Fenchel
Anis

Zu gleichen Teilen mischen, anbrühen und 20 Min. ziehen lassen.
Bei Blähungen nach den Mahlzeiten 1 Tasse voll trinken.

Kamillentee
Nur ganz kurz und hell angießen. (Sonst kann er Übelkeit bis zu Erbrechen verursachen)

Bei Leibschmerzen zum Trinken.
Wirkt reinigend und beruhigend auf den Magen-Darm-Kanal.
Für Einläufe und Spülungen.

Pfefferminztee
Nur anbrühen.
Beruhigend, galletreibend.

Verveinetee (Eisenkraut)
Nur anbrühen.
Beruhigend, entschleimend, galletreibend.
In Frankreich sehr beliebter Genusstee.

Melissentee
Nur anbrühen.
Sehr beruhigend, auch vor dem Schlafen zu trinken.

Zitronenschalentee
Von 1 ungespritzten Zitrone die Schale dünn abschneiden, ca. 5 Min. mit ½ l Wasser leise kochen, 10 Min. stehen lassen und absieben.
Beruhigend.

Orangenblüten
2–3 Blüten 2–3 Min. kochen, etwas ziehen lassen und absieben. Mit Honig süßen.
Beruhigend. Vor dem Schlafen trinken.

Leinsamentee
1 Essl. Leinsamen in ½ l Wasser 7–10 Min. kochen und etwas ziehen lassen.
Entschleimend, leicht abführend.

Frauenmanteltee
2 Essl. Blätter in ½ l Wasser anbrühen, 10 Min. ziehen lassen.
Schutz bei Frauenleiden.

Silbermanteltee
wie Frauenmanteltee

Solidagotee
(Goldraute, Heidnisch Wundkraut)

1 Essl. Solidago in ½ l Wasser 1 Min. kochen, 10 Min. ziehen lassen.
Bei Wassersucht, Blasen- und Nierenentzündungen. Wassertreibend.
2–3 Tassen im Tag.
Fördert die Bildung des Primärharns in den Nieren

Bärentraubenblättertee
1 ½ Essl. Bärentraubenblätter in 5 dl Wasser 5 Min. leise kochen, 10 Min. stehen lassen, absieben.
Bei Blasenentzündungen.

Lavendeltee
1 Teel. Lavendelblüten anbrühen, etwas stehen lassen.
Beruhigend, harmonisierend, entzündungshemmend, bei Schlaflosigkeit.

Hagebuttentee
2–3 Essl. Hagebuttenkörner und -schalen in 1 ½ l Wasser 12 Std. einweichen, dann ½–¾ Std. leise kochen, absieben. Den Rest der gekochten Hagebutten kann man am folgenden Tag nochmals mit den frischen Hagebutten aufkochen.
Leicht galletreibend und wassertreibend (diuretisch).

Rezeptverzeichnis

Literaturnachweis

1 American Heart Association, Inc: *cardiovascular disease, statistics 2006*, Interneteintrag 2010

2 Joseph A. et al.: *Manifestations of coronary artherosclerosis in joung trauma vicims – an auopsy study.* J.Am. Coll.Cardiol. 1993 Aug 22 (2459–2467)

3 Massin MM, et al.: *arteriosclerosis lifestile risk factors in children with congenital heart disease.* Eur J Cardiocasc Prev Rehabil 2007 Apr: 14 (2): 349–51

4 Gerber ZR et al.: *Risk factors for atherosclerosis in children: an epidemiologic study.* Arg Bras Cardiol 1997 Oct, 69 (4): 231–6

5 Gupta R et al.: *Prevalence of atherosclerosis ris factors in adolescent school children.* Indian Heart J. 1998 Sep–Oct, 50 (5): 511–5

6 Strong JP, et al.: *Early lesions of atherosclerosis in childhood and youth: natural history and risk factors.* J Am Coll Nutr, 1992 Jun 11; Suppl 51S–54S

7 Tanaka K. et al.: *A nation-wide study of atherosclerosis in infants, children and young adults in Japan,* Atherosclerosis 1988 Aug, 72 (2–3): 143–56

8 Hochrein M. in *Ärzte sprechen zu dir.* Med.Verlag Hans Huber, Bern, 1956

9 Eppinger H.: *Einiges über diätetische Therapie* Zeitschrift für ärztliche Fortbildung, Verlag Gustav Fischer, Jena, 36. Jg. Nr. 22 u 23, 673–678, 709–714. 1939

10 Pischinger A. et al.: *Das System der Grundregulation. Grundlagen für eine ganzheits-biologische Theorie der Medizin* (1990). 8. Auflage, Haug-Verlag, Heidelberg.

11 Bischof M.: *Biophotonen, das Licht in unseren Zellen* ISBN 3-86150-095-7

12 Popp F.A.: *Biologie des Lichtes, Grundlagen der ultraschwachen Zellstrahlung,* Verlag Paul Parey ISBN: 3-489-61734-7

13 Rubik B.: *„Natural light from organisms" Life at the edge of science,* p.123 and Fischer H.: *photons as transmitter for intra- and intercellular biological and biochemical communication-the construction of a hypothesis. Electromagnetic bio-information,* F.A. Popp, ed. Urban & Schwarzenberg, Munich, 1989, p.70

14 Van Vijck R. und E., Utrecht Univerity: *An introduction in Human Biophoton Emission,* Forsch Komplementärmed Klass Naturheilkd. 1005, 12 s.77–83

15 Bircher-Benner M.O.: *Grundzüge der Ernährungstherapie auf Grund der Energie-Spannung der Nahrung.* Verlag Otto Salle, Berlin, 1905 und 1906

16 Bircher-Benner M.O.: *Der zweite Hauptsatz der Energetik und die Ernährung.* Zeitschr der Wendepunkt, Wendepunkt-Verlag, Zürich, 1936

17 Bircher-Benner M.O.: *Vom Wesen und der Organisation der Nahrungsenergie und über die Anwendung des zweiten Hauptsatzes der Energielehre auf den Nährwert und die Nahrungswirkung.* Kleine Hippokratesbücherei Band 8, Hippokrates-Verlag Stuttgart und Leipzig.

18 Popp F.A.: *Unsere Lebensmittel in neuer Sicht,* ISBN 3-596-11457-4

19 Stary H.C.: *Evolution an progression of atherosclerosis lesions in coronary arteries of children and joung adults, arteriosclerosis,* journal article university research Support, U.s. Gov't P.H.S. Louisiana State University, School of Medicine, New Orleans, 70112.

20 Gerber Z.R. et al.: Riskfactors for coronary arteriosclerosis in children: en epidemiologic study, Arg Bras Cardiol 1997 Oct; 69 (4): 231–6, MEDLINE PMID 9595714

21 Gupta R. et al.: *Prevalence of atherosclerosis risk factors in adolescent school children.* Indian Heart J. 1998 Sep–Oct; 50 (5): Indian Heart J 1994 May–Jun, vol 56 (3) 146–9, ISSN: 0019-4832.511-5

22 Strong J.P. et al.: *Early lesions of atherosclerosis in childhood and youth: natural history and risk factors* J Am Col Nutr. 1992 Jun 11 Suppl 51S S. 545

23 Tanaka K. et al.: *A nation-wide study of atherosclerosis in infants, children and young adults in Japan,* Atherosclerosis 1988 Aug. 72 (2–3, 143–56)

24 Joseph A. et al.: *Manifestations of coronary atherosclerosis in young trauma victims-an authopsy study.* J. Am.Coll.Cardiol. 1993 Aug: 22 (2): 459–67.

25 Steinberger J. et al.: *AHA Scientific Statement: Obesity, Insulin Resistance, Diabetes, and Cardiovascular Risk in Children.* Circ.ahajournals. org 2003: 107: 1448–53.

26 Wilbert-Lampen U. et al.: *Cardiovascular Events during World Cup Soccer.* In: The New Engl J. of Med. 358, Nr. 5, 2008, 475–483.

27 Powel L.H.: *Emotional Arousal as a Predictor of Long-Term Mortality and Morbidity in Post M. l. Men,* Circulation, Band 82, 4, Supplem III, Oktober 1990

28 Mittleman M.A. et al.: *Triggering of acute myocardial infarction onset by episodes of anger. Determinants of Myocardial Infarction Onset Study Investigators* In: Circulation 92 Nr. 7 Oct 1995 1720–25.

29 Rme/aerzteblatt.de: *Migräne mit Aura als Herzinfarkt- und Thromboserisiko* (http///www. aerzteblatt.de/nachrichten/53048/. Abgerufen am 26.12.2014.

30 Hill/aerzteblatt.de: *mehr Herzinfarkte in ärmeren Stadtteilen* Aerzteblatt.de. 4.September 2013, abgerufen am 26.Dezember 2014.

31 Statistisches Bundesamt *Tabellen*, abgerufen am 17.1.2013, https//www.statistis.de

32 Gupta R. et al.: *Influence of alcohol intake on high density lipoprotein cholesterol levels in middle aged men.*

33 Tsuare S. et al.: *Alcohol consumption and all-cause and cancer mortality among midd-leaged Japanese men: seven year follow up of the JPIIC-Study rohort I.* Japan Public Health Center. Am.J.of epidemiology, 1999, Dec a Vol 150 (11) p.1201–07. ISSN: 0002-9262.

34 Gisling E.: *Check-up Nr. 6* 1994, S.4 Infomed-Verlag, CH 9500 Wil.

35 Whitby G.F. et al.: *Developmental effects of combined exposure to ethanol and vitamin A.* Food-ChemF-toxical 1994 Apr.vol. 32 (4), 305–20, ISSN: 0278-6915.

36 Waagh M. et al.: *Effect of social drinking on neuropsychological performance.* Br-J-Addict 1989 Jun, vol: 84 (6), P: 659–67, ISSN: 0952-0482.

37 Parker E.S. et al.: *Alcohol and the disruption of cognitive processes.* Arch.Gen Psychiary 1974 Dec vol 31 (6) 824–8. ISSN: 0003-990X.

38 Voytechowsky M. et al.: *The influence of alcohol on memory functions in healthy volunteers.* Act-Nerv-Saper (Praha) 1970, vol 12 (3), 255–6.

39 Wannametzee G. et al.: *Alcohol and sudden cardiac death.* A paper of Departement of Public Healtz and Primary Care, Royal Free Hospital School of Medicine, London NW 32 PF, 1992.

40 EPIC-Symosium, Berlin: *Was schützt vor Krebs und Diabetes? Konsensuserklärung* MMW-Fortschr.Med.Nr. 24/2007 (149 Jg) S. 16, 25.4.2007.

41 Harman D.: *Aging: a theory based on free radical and radication chemistry*, in: J of Gerontology 11, 1956 S. 298–300 PMID 13332224

42 Harman D.: *The free radical theory of aging.* In: Antioxid Redox Signal 5, 2003, S. 557–561, PMID 14580310

43 Bockman K.B. et al.: *Mitochondrial aging: open questions.* In Ann N.Y. Acad Sci 854, 1998, S. 118–127, PMID 9928425

44 Sohr Ch.: *Oxidativer Stress bei diabetischer Neuropahtie.* Medizinische Fakultiät, Deutsches Diabetes-Zentrum DDZ, 2007 (online).

45 Eppinger H.: *die Permeabilitätspathologie als die Lehre vom Krankheitsbeginn,* Springer-Verlag Wien, 1949

46 Bircher-Benner M.O.: *Vegetabile Heilkost.* Klinische Fortbildung in Neue deutsche Klinik", Ergänzungsband, 110–168, 1937.

47 Astrup A et al.: *Dietary fibre added to very low calorie reduced hunger and alleviates constipation.* J-Obes 1990 Feb, vol: 14 (2), 109–12, ISSN: 0307-6565.

48 Barlow C.W. et al.: *Effects of therapy with diet and simvastatin on atherosclerosis in hypercholesterolemic patients* Cardiovasc-Drugs-Ther. 1990 Oct, vol: 4 (5) 1389–94, ISSN: 0920-3206.

49 White J.L.et al.: *Oat bran lowers plasma cholesterol levels in mildly hypercholesterolemic men.* J Am Diet Assoc 1992 Apr vol.: 92 (4) 446–9 m USSB; 0002-8223.

50 Bae C.Y. et al.: *Clinical Trial of American Heart Association step one diet for treatment of hypercholesterolemics.* J Cam Pract 1991 Sept, vol.: 33 (3) 249–54, ISSN: 0094–3509.

51 Keenan J.M. et al.: *Randomised,controlled, crossover trial of oat bran in hypercholesterolemic subjects.* J Fam Pract 1991 Dec, vol 33 (6), P 6608, ISSN: 0094-3509

52 Cara L. et al.: *Plasma lipid lowering effects of wheat germ in hypercholesterolemic subjects.* Plant Foods Hum Nutr 1991 Apr, vol: 41 (2) 135–50, ISSN: 0921-9668

53 Bell L.P. et al.: *Cholesterol-lowering effects of soluble fibre cereals as part of a prudent diet for patients with mild to moderate hypercholesterolemia.* Am J Clin Nutr. 1990 Dec, vol: 52 (6) 1020–26, ISSN: 002-9165.

54 Neal G.W. et al.: *Synergetic effects of Psyllium in dietary treatment of hypercholesterolemia,* South Med J 1990 Oct col: 83 (10) 1131–37, ISSN: 0038-4348.

55 Levin E.G. et al.: *Compensation of psyllium hydrophilic mucilloid and celllulose as adjuncts to prudent diet in the treatment of mild to moderate hypercholesterolemia.* Arch Int Med 1990 sep vol 150 (9) 1822–27, ISSN: 003-9926.

56 Skuladottir G.V. et al.: *Influence of dietary cod liver oil on fatty acid composition of plasma lipids in human male subjects after myocardial infarction.* J intern Med 1990 Dec vol 228 (6) 563–68. ISSN: 0954-6820.

57 Gans R.O. et al.: *Fish-oil supplementation in patients with stable claudication.* Am J Surg 1990 Nov vol 160 (5) 490–95, ISSN: 0002-9610.

58 D'Amico G. et al.: *Effect of dietary proteins and lipids in patients with membranous nephropathy and nephrotic syndrome.* Clin Nephrol 1991 Jun vol 36 (6) 237–42, ISSN: 0301-0430.

59 Singh R.B. et al.: *Randomised controlled trial of cardioprotective diet in patients with recent acute myocardial infarction: results of one year follow up.* BMJ 1992 Apr 18 vol 304 (6833) 1015–19, ISSN: 0959-8138.

60 Yinnon A.M. et al.: *A practical level in primary care.* Fam Prat 1992 Jan vol 9 (2) 167–70, ISSN: 0028-4793.

61 Sciarrone S.E. et al.: *A factorial study of salt restriction and a low-fat/high fibre diet in hypertensive subjects.* J Hapertens 1992 Mar vol 10 (3) 287–98, ISSN: 0263-6352.

62 Melchert H.U.: *Fatty acid pattern in triglycerides, diglycerides, free fatty acids, cholesteryl ester and phosphatidylcholine in serum from vegetarians.* Atherosclerosis 1987 May vol 65 (1–2) 159–66, ISSN: 0021-9150.

63 Gotto A.M. et al.: *Rationale for treatment.* Am J Med 1991 Jul 31 vol 91 (1B) 315–365, ISSN: 002-9343 18.

64 Wood P.D. et al.: *The effects on Plasma Lipoproteins of a prudent weight-reducing diet, with or without exercise in overweight men and women.* New Engl J Med 1991 A4g 15 vol 325 (7) 461–6. ISSN: 0028-4793.

65 Ornish D. et al.: *Can Liefestyle changes reverse coronary heart disease?* The Lifestyle Heart Trial (see comments). Lancet 1990 Jul 21, vol 336 (8708) 129–33, ISSN: 0023-7507.

66 Dougall J. et al.: *Rapid reduction of serum cholesterol and blood pressure by a twelve day, very low fat, strictly vegetarian diet.* J Am Coll Nutr 1995 Dec 1 vol. 14 (5) 491–96 ISSN: 0731-5724.

67 Chang C.J. et al.: *Mortality pattern of German vegetarians after 11 years of follow-up (see comments).* Epidemiology 1992 Sep vol 3 (5) 395–401, ISSN: 1044-3983.

68 Ritter M.M. et al.: *Effects of vegetarian lifestyle on health.* Fortschritt Med 1995 Jun 10 vol 114 (16) 239–42, ISSN: 0015-8178.

69 Chang C.J. et al.: *Dietary and Lifestyle determinants of mortality among German vegetarians.* Division of Epidemiology, Germen Cancer Research Center, Heidelberg. Int J Epidemiol 1993 Apr vol 22 (2) 228–36, ISSN: 0300-5771.

70 Rottka H.: *Health and vegatarian lifestyle.* Bibl. Nutr. Pieta 1990 (45) 176–94, ISSN: 0067-8198-66 Refs.

71 Rich H.G.: *Resolution of focal fatty infiltration of the liver.* South Med J 1996 Oct vol 89 (10) 1024–27 Refs, ISSN: 0038-4348.

72 Park H.S. et al: *Effects of weight control on hepatic abnormalities in obese patients with fatty liver.* J Korean Med S 1995 Dec vol 10 (6) 414–21, ISSN: 1011-8934.

73 Ueno T. et al.: *Therapeutic effects of restricted diet and exercise in obese patients with fatty liver.* J Hepatol 1997 Jul vol 27 (1) 103–7, ISSN: 0168-8278.

74 Heshka S. et al.: *Obesity and risk of gall stone development on a 1200 Kcal regular food diet (see comments).* Int J Obes Relat Metab Disord 1996 May vol 20/5, 430–34, ISBN: 0307-0565.

75 Christl. S.U. et al.: *Fatty liver in adult celiac disease.* Deutsche Med Wochenschr 1999 Jun 4, vol 124 (22) 691–94, ISSN: 0012-1472.

76 Schwinghackl L. et al.: *Effecets of Monounsaturated Fatty Acids on glycemic control in patients with abnormal glucose metabolism: a systemic review and meta-analysis.* Ann Nutr Metab 2011; 58 290–96, doi.10.1159/00 033 1214.

77 Schwinghackl L. et al.: *Effect of monounsaturated fatty acids on cardiovascular Risk factors: A Systemic Review and Meta-Analysis.* Ann Nutr Metab 2011; 59: 176–86 doi: 10.1159/00 033 4071.

78 Deutsche Gesellschaft für Ernährung DGE: Pressemitteilung aktuell 7.2010: *Mehrfach ungesättigte Fettsäuren senken das Risiko für koronare Herzkrankheiten* http:/www.dge.de/uploads/media/DGE-Pressemitteilung-aktuell-07–2010-SFA-PUFA.pdf).

79 The Joint FAO/WHO Expert Consultation on Fats and Fatty Acids in Human Nutrition, November 10–14, 2008, Geneva, (2010): Interim summary of conclusions on dietary recommendations on total fat and fatty acids. (http://dx.doi.org/10.1159%2F000331214).

80 Haudigorametto F. et al: *Study on the thermal stability of APA and DHA in Mujahir (Oreochromis Mossambicus) Fish Oil.* Chemistry Department Faculty of Mathematics and Natural Sciences, Gjadialh Madla University Yogiakartza. Indonesia Indonesian J of Chemistry vol 5 (2) ISSN: 1411-3421

81 Pak C.S. et al.: *Stability and Quality of Fish Oil during typical domestic application.* Fishering Training Program, Sonsan Univerity of Fisheries, Kangwon Province, D.P.R, of Korea, Final project 2005

82 Brenna J.T. et al.: *Alpha linoleic acid supplementation and conversion to N-3 long-chain polyunsaturated fatty acids in humans.* Band 80, Nr. 2–3, 2009 Feb–Mar 85–91 ISSN: 0952-3278.

83 Gerster H.: *Can adults adequately convert alpha-linoleic acid* (18/3 N3) Int J Vitam Nutr Res, 1998; 68 (3), 159–73. PMID: 9 637 947.

84 Lands, WEM (2005): *Fish Omega 3 and human health.* American Oil Chemists Society. ISBN 978-1-893997-81-3.

85 Simopoulos A.P.: *The importance of the ration of omega-6/omega 3 essential fatty acids.* Biomedicine & Pharmacotherapy 56 (8) 365–97 PMID: 12 442 909.

86 Simopoulos A.P.: *Importance of the Ratio of Omega-6 / Omega-2 Essential Fatty Acids: Evolutionary Aspects.* In Simopoulos A.P. et al.: *Omega 6/ Omega-3 Essential Fatty Acids Ratio: The Scientific Evidence.* World Review of Nutrition and Dietetics, 92 pp 1–22 ISBN: 3-8055-7640-4 PMID: 1457 9680. 2003.

87 Campbell T.M.: *The China Study: the most comprehensive Study of Nutrition ever conducted and the startling Implications for Diet, Weight loss and Long-term Health.* Perseus Distribution, 1. Jun 2006, ISBN: 978-1-932100-66-2, S. 444.

88 Sijbrands E.J. et al.: *Mortality over two Centuries in large pedigree witz familial hypercholesteraemia: family tree mortality study.* BMJ 2001 Apr 28; 322 (7293) 1019–23.

89 BMJ 991 oct.12: *Risk of fatal coronary heart disease in familial hypercholestererolemia* 303 (6807), 803–06

90 Sijbrands E.J. et al.: *Mortality over two Centuries in large pedigree with familial hypercholesterolaemia: family-tree mortality study.* BMJ 2001 Apr 28; 322 (7293) 1019–23.

91 Zapeta R. et al.: *Gallbladder mortality and lithogenesis in obese patients during diet – induced weight loss.* Dig-Dis-Sci 2000 Feb, vol. 45 (2), 421–28, ISSN: 0163-2116.

92 Tandon R.K. et al.: *Dietary habits of gallstone patients in Northern India.* J.Clin Gastroenterology 1996 Jan,vol: 22 (1) 23–27, ISSN: 0016-0790

93 Thomas L.A. et al.: *Mechanism for the transit-induced increase in colonic deoxycholic acid formation in cholesterol cholelithiasis.* Gastroenterology 2000 Sep.vol: 119 (3) 806–15, ISSN: 0016-5085.

94 Bircher-Benner Maximilian: Ordnungsgesetze des Lebens, Edition Bircher-Benner, Braunwald, 2014, S. 63 ISBN: 378-3-906089-01-0.

95 *Pfizer gets sued over Celebrex*; 27 Feb 2006, (http://money.cnn.com/2006/02/27/news/companies/celebrex/)

96 Hil: *Vorwurf der Cholesterinlüge entkräftet* (http//www.aerzteblatt.de/v4/archiv/artikel.asp In: Deutsches Ärzteblatt. Jg 36, Nr. 105, 2008, S. 1812.

97 NHLBI: *ATP Cholesterin Guidelines (http//:www.nhlbi.nih.gov/guidelines/cholesterol//)* 18.11.2008.

98 Krmholz H.M. et al.: *Lack of Association between Cholesterol and Coronary Heart Disease Morality und Morbidity and All-Cause Mortality in Persons older than 70 years.* JAMA 1994; 272 (17) 1335–40.

99 Ulmer H. et al.: *Eve is not Adam: prospective follow-up in 149'650 women and men of cholesterol*

and other risk-factors related to cardiovascular and all-cause mortality. In: Journal of women's health 2002 band 13 (1) 2004 Jan–Feb S. 42–53, ISSN: 1540-9996.

100 Gebbers J.E. et al.: *Cholesterin ist für die Arteriosklerose ohne Bedeutung: die Ergebisse der Autopsien stützen die Lipidhypothese nicht.* Ars Medici 1998; 88 564–69.

101 Leitartikel New Engl J of Medicine: *Central Nervous System an Limb Anomalies in case reports of first trimester Statin exposure.* New E J Med 2004 Apr 8; 350 (15) 1579–82.

102 Los Angeles Times: *White Moms with low Cholesterol levels preemies more* Los Angeles Times 1. Oct 2007.

103 Leitartikel: *Cognitive impairment associated witz atorvastatin and simvastatin.* Pharmacotherapy, 2003 Dec 23 (12) 1663–67.

104 Arzneimittelkommission der Deutschen Ärzteschaft: *Akuter Gedächtnisverlust unter Atorvastatin und Simvastatin.* (UAW-News International) (http://www.akdae.de/Arzneimittelsicherheit/Bekanntgaben(Archiv/2005/797_20050204.html), Februar 2005, abgerufen 26. Feb 2014.

105 The Lancet: Prospective Studies Collaboration: *Cholesterol, diastolic blood pressure, and stroke: 13 000 strokes in 450 000 people in 45 prospective cohorts.* The Lancet 1995 (346) 1647–53.

106 Emond M.J.: *Prognostic value of Cholesterol in Women of different ages.* J.Woman Health 1997 (6) 295–307.

107 Colomb B.A. et al.: *Statins lower blood pressure: results from the UCSD Statin-Study.* Circulation 2004 (110, SupplIII) III-402 (abstract) 1904.

108 Edward C. et al.: *Relations of Trait Depression and Anxiety to low Lipid and Lipoptrotein Concentrations in healthy young adult Women.* Pschosomatic Medicine 1999 (61) 273–79.

109 Steffens.D.C.: Cholesterol lowering Medication and relaps of Depression. Psychopharmacol Bull 2003; 73 (4) 92–98.

110 Knashawn M. et al.: *Simvastatin Causes Changes in Affective Processes in Elderly Volunteers.* J of the Am Geriatr Society. Vol 54 P. 70 dec. 2006.

111 Agargun M.Y. et al.: *Nightmares and Serum Cholesterol Level: A primarily report.* The Can J of Psychiatr may 2005.

112 Smak P.H.G.: *Atorvastatin may cause nightmares.* BMJ 2006; 332, S. 950.

113 Mikus C.R. et al.: *Simvastatin impairs exercise training adaptations.* J of the Am College of Cardiology. April 2013 ISSN: 1558-3597.

114 MED-Watch-Meldung zur IMNM: *HMGCo-A-Reductase Inhibitor (statin) drug-risk of immune-mediated necrotizing myopathie (IMNM) Label Changes.* (http://www.fda.gov/Safety/MedWatch/Safety Information/ucm327852.htm) (Oct 2012).

115 Mucchiano G. et al.: *Age-related Amyloid in the Aorta.* Springer Link: Amyloid and Amyloidosis, 1990, p 402–404.

116 Cornwell III G.G. et al.: *Senile cardiac Amyloidosis: demonstration of a unique fibril protein in tiwwue sections.* J Immnol. 120: 1385–88.

117 Batttaglia S. et al.: *Aortenamyloidose im Erwachsenenalter.* Virchows Arch A Path Anat and Histol. 378; 153–159.

118 Muckle T.J.: *Perpheral Angiopathy.* Amyloidosis, Martinius Nijhoff Publishers, dortrecht, 271–282.

119 Jenkins D.J. et al.: *Glycemic Index: overview of implications in health and disease.* Am J Clin Nutr 2002 (76) 266–273.

120 Salmeron J. et al.: Dietary fiber, glycemic load, and risk of non-.insulin-dependent diabetes mellitus in women. JAMA 1997 (277), 472–77.

121 Salmeron J.: *Dietary fiber, glycemic load, and risk of NIDDM in men.* Care 1997; 20 545–50.

122 Liu S. et al.: *A prospective study of dietary glycemic load and risk of myocardial infarction in women.* Am J clin Nutr 2000; 71 1455–61.

123 Jeppesen J. et al.: *Effect of low-fat, high carbohydrate diets on risk factors for ischemic heart disease in postmenopausal women.* Am J Clin Nutr 1997; 65 1027–33.

124 Liu S. et al.: *A prospective study of dietary fiber intake and risk of cardiovascular disease among women.* Am J Coll Cardiol 2002; 39 49–56.

125 Rimm E.B. et al.: *Vegetable, fruit and dietary fiber intake and risk of coronary heart disease among men.* JAMA 1996; 275 447–451.

126 Pietinen P. et al.: *Intake of dietary fiber and coronary heart disease in a cohort of Finnish men: the Alpha tocopherol, Beta-Caroten Cancer Prevention Study.* Circulation 1996; 94 2720–2727.

127 Wolk A.A. et al.: *Long term intake of dietary fiber and decreased risk of coronary heart disease among women.* JAMA 1999; 281 1998–2004.

128 Jacobs D.R. et al.: *Fiber from whole grains, but not refined grains, is inversely associated with*

all-cause mortality in older women: the JOWA womens-health study J Am Coll Nutr 2000; 19 (3 suppl) 236S-33 S. 129

Rimm E. et al.: *Folate and Vitamin B6 from diet and supplements in related risk of coronary heart disease among women.* JAMA 1998; 279 359–65.

130 Voutilainen S. et al.: *Low diet folate intake is associated with an excess incidence of acute coronary heart events: the Koupio Ischemic Heart* Disease risk *Factor Study.* Circulation 2001; 103 2674–80.

131 Bazzano L.A. et al.: *Dietary intake of folate and risk of stroke in US men and women.* NHANES-I Epidemiologic Follow-up Study. Stroke 2002; 33 1183–89.

132 Lora C.M. et al.: *Serum folate and cardiovascular disease mortality among US men and women.* Arch Intern Med 2000; 160 3258–82.

133 Voutilainen S. et al.: *Low serum folate concentrations are associated with an excess incidence of acute coronary events: the Kuopio Ischemic Heart Disease Risk Factor Study.* The Kuopio Ischemic Heart Disease Risk Factor Study. Eur J Clin Nutr 2000; 54 424–28.

134 Vermeulen E.G. et al.: *Effect of homocysteine-lowering treatment with folic acid plus vitamin B6 on progression of subclinical atherosclerosis: a randomizes placebo-controlled trial.* Lancet 2000; 355 517–522.

135 Schnyder G. et al.: *Decreased rate of coronary restenosis after lowering of plasma homocysteine levels.* N Engl J Med 2001: 345 1593–600.

136 Bostom A.G.et al.: *Power shortage: clinical trials testing the "homocystein-hypothesis" against a background of folic acid-fortified cereal grain flour.* Ann Int Med. 2001; 135 133.37.

137 Kris-Etherton P.M. et al.: *The effects of nuts on coronary heart disease.* Nutr Rev 2001; 59 103–11.

138 Hu F.B. et al.: *Frequent nut consumption and risk of coronary heart disease: prospective cohort study.* BMJ 1998: 317 1341–1345.

139 Brown L. et al.: *Nut consumption and risk of coronary heart disease in patients with myocardial infarction.* FASEB J 1999; 13 A4332.

140 Ellsworth J.L.et al.: *Frequent nut intake and risk of death from coronary heart disease and all causes in postmenopausal women: the Iowa Women's Health Study.* Nutr Metab Cardiovasc Dis. 2001; 11 372–77.

141 Albert C.M. et al.: *Nut consumption and decreased risk of sudden cardiac death in the pyisicians health study.* Arch Intern Med 2002: 162 1382–87.

142 Kris-Etherton P.M. et al.: *The effects of nuts on coronary heart disease risk.* Nutr Rev 2001; 59 103–111.

143 Mölgard J. et al.: *Alf-Alfa seeds lower low-density lipoprotein, cholesterol and apolipoprotein B concentrations in patients with type II hyperlipoproteinemia Atherosclerosis.* Atherosclerosis 65 1987 173–9.

144 Watzel B. et al.: *Bioaktive Substanzen in Lebensmitteln*, Hippokrates-Verlag, Stuttgart ISBN 3-7773-1115-4 1995

145 Beecher G.R. et al.: *Analysis of micronutrients in foods.* In: Moon T.E., Micozzi M.S. (eds), nutrition and cancer prevention: Investigating the roles of micronutrients. Decker. New York 1988 p 103–58.

146 Apiz-Castro R. et al.: *The anti-platelet prinziple of garlic, synergistically potentiates the anti-aggregatory action of prostacyclin, forskolin, indomethacin and dipiridamole on human platelets.* Thromb Res 42 1986 303–11.

147 Hertog M.G.E. et al.: *Dietary oxidant flavonoids and risk of coronary heart disease: The Zutphen elderly study.* Lancet 342 1993 b 1997–2011.

148 Knekt P. et al.: *Antioxidant vitamin intake and coronary mortality in a longitudinal population study.* Am J Epidemiol.1994; 139 1180–89.

149 Knekt P. et al.: *Antioxidant vitamin intake and coronary mortality in a longitudinal population study.* Am J epidemiol 1004: 139 1180–89.

150 Gillman M.W. et al.: *Protective effect of fruits and vegetables on development of stroke in men.* JAMA 1995: 273 1113–1117.

151 Gaziano J.M. et al.: *A prospective study of consumption of carotenoids in fruits and vegetables and decreased cardiovascular mortality in the elderly.* Ann Epidemiol 1995: 5 255–60.

152 Joshipura K.J. et al.: *Fruit and Vegetable intake in relation to risk of ischemic stroke*. JAMA 1999; 282 1233–39.

153 Joshipura K.J.: *The effect of fruit and vegetable intake on risk for coronary heart disease.* Ann Intern Med 2001; 134 1106–14.

154 Liu S. et al.: *Fruit and vegetable intake and risk of cardiocascular disease: the Women's Health Study.* Am J Clin Nutr 2000; 72 922–928.

155 Liu S. et al.: *Intake of vegetables rich in carotenoids and risk of coronary heart disease in men: the Physicians' Health Study.* Int J epidemiol 2001: 30 130–35.

156 Bazzano L.A.et al.: *Fruit and vegetable intake and risk of cardiocascular disease in US adults: the first National Health and Nutrition Examination Survey Epidemiologic follow-up Study.* Am J clin Nutr 2002; 76 93–99.

157 Jacobs D.R. et al.: *Whole grain intake may reduce the risk of ischemic heart disease death in postmenopausal women: the Iowa Women's Health Study.* Am J Clin Nutr 1998; 68 248–57.

158 Liu S. et al.: *Whole Grain consumption and risk of coronary heart disease: results from the Nurses' Health Study.* Am J Clin Nutr 1999; 70 412–19.

159 Liu S. et al.: *Whole grain consumption and risk of ischemic stroke in women: a prospective study.* JAMA 2000: 284 1534–40.

160 Ornish D. et al.: *Can Life-style changes reverse coronary heart disease?* The Lifestyle Heart Trial (see comments). Lancet 1990 Jul 21, vol: 336 (8708) p 129–33, ISSN: 0023-7507.

161 Shai I et al.: *Dietary intervention to reverse carotid atherosclerosis.* Circulation 2010 Mar 16; 121 (10): 1200–1208.

162 Rauma A.L. et al.: *Vitamin B-12 status of long-term adherents of a strict uncooked vecan diet ("living food diet") ist vompromiesed.* Journal of Nutrition oct 1995 (125) 2511–5.

163 Donaldson M.S.: *Metabolic vitamin B-12 status on a mostly raw vegan diet with follow-up using tablets, nutritional yeast, or probiotic supplements.* Annuals of Nutrition and Metabolism 2000: vol 44, p 229–34.

164 Sever P.S. et al.: *Blood pressure and its correlates in urban and tribal Africa.* Lancet 2 (1980), 60–64.

165 Andersen J.W. et al.: *Plant fiber and blood pressure.* Ann internal Med 98 (1983), 842–46.

166 Tesfaye F. et al.: *Association between body mass index and blood pressure across three populations in Africa and Asia.* J of Human Hypertension 207 (21) 28–37.

167 Brown W.J. et al.: *The Australian Longitudinal Study of Women's Helath.* Bulletin ov the World Health Organisation Noc. 2007, 85 (11) 886–887

168 Ley R.A. et al.: *An obesity associated gut microbiome with increased capacity for energy harvest. In: Nature 2006 Dec 21 444 (7122): 1027–31*

169 Backhed F. et al.: *Mechanisms underlying the resistance to diet-induced obesity in germ-free mice.* Proc Natl Acad Sci USA. 2007 Jan 16; 104 (3): 979.84. Epub 2007 Jan 8

170 Backhed F. et al.: *The gut microbiota as an environmental factor that regulates fat storage.* Proc Natl Acad Sci USA. 2004 Nov 2: 101 (44): 15 718–24. E pub 2004 Oct 25.

171 Brilla C.G. et al.: *Mineralocorticoid excess, dietary sodium and myocardial fibrosis.* J of Laboratery and Clin medicine 1992, 120 (6) 893–901.

172 Sacks F.M. et al.: *Effects of blood pressure of reduced dietary sodium and dietary approaches to stop hypertension(DASH) diet. Dash sodium collaborative research group.* N Engl J Med 2001 Jan 4: 344 (1) 3–10.

173 Taylor R.S. et al.: *Reduced dietary salt for the prevention of cardiocascular disease: a meta-analysis of randomized controlled trials (Cochraine review).* Am J Hypertens 2011 Aug 24 (8) 843–53.

174 Berkow C.E. et al.: *Blood pressure regulation and vegetarian diets.* Nutr Rev 2005 Jan; 63 (1): 1–8.

175 Yokoyama Y. et al.: *Vegetarien diets and blood pressure: a meta-analysis.* YAMA Intern Med 2014 Apr; 174 (4) 577–87

176 Sacks F.M. et al.: *A dietary approach to prevent hypertension: a review of the Dietary Approaches to stop Hypertension (DASH) Study.* Clin Cardiol 1999 Jul 22 (7 suppl) III 6–10.

177 Appel L.J. et al.: *Dietary approaches to prevent and treat hypertension: a scientific statement from the American Heart Association.* Hypertension 2006 Feb: 47 (2) 296–308.

178 Most M.M.: *Estimated phytochemical content of the dietary approaches to stop hypertension (DASH) diet is higher than in the Control Study Diet.* J Am Diet Assoc 2004 Nov: 104 (11): 1725–7.

179 Sacks F.M. et al.: *Blood Pressure in Vegetarians.* Reprint requests to Dr. Kass, Harward Medical School, 774 Albany Street, Boston Massachusetts 02 118.

180 Oude Griep L.M. et al.: *Processed fruit and vegetable consumption and 10-year stroke incidence in a population-based cohort study in the Netherlands.* Eur J Clin Clin Nutr 2011: 65 791–99.

181 John J.H. et al.: *Effect of Fruit and vegetable consumption on plasma antioxidants concentrations*

on blood pressure: a randomized controlled trial. Lancet 2002; 359 1969–1974.

182 Elliott P. et al.: *Dietary phosphorus and blood pressure: international study of macro- and micro nutrients and blood pressure.* Hypertsnsion 2008; 51 669–75.

183 Joffres M.R. et al.: *Relationship of magnesium intake and other dietary factors to blood pressure: the Honolulu heart study.* Am J Clin Nutr 1987; 45 469–75.

184 Rock Cl. et al.: *Bioavailability of beta-carotene is lower in raw than in processed carrots and spinach in women.* J Nutr 1998: 128 913–16.

185 Chan Q et al.: *Relation of raw and cooked vegetable consumption to blood pressure: the INTERMAP Study.* J of Human Hypertension 2014 28, 353–9.

186 Jenkins D.J.A. et al.: *Effect of a six month vegan low carbohydrate ("Eco Atkins") diet on cardiovascular risk factors and body-weight in hyperlipidaemic adults: a randomized controlled trial.* BMJ open 2014, 4, e003505, Google Schola CrossRed.

187 Fontana L. et al.: *fLong-term low caloric low protein vegan diet and endurance exercise are associated with low cardiometabolic risk.* Rejuvenation Res 2007 10 225–234.

188 Mc.Evoy C.T. et al.: *Long term vegetarians have low oxidative stress, body fat and cholesterol levels.* Nutr Res Pract 2012, 6, 155–61.

189 Nochols M. et al.: *Trends in age-specific coronary heart disease mortality in the European Union over three decades: 1980–2009.* European Heart J Bd 34, (39) Oct 2013 3017–27.

190 Colonna P. et al.: *Nonpharmacologic care of heart failure: counseling, dietary restriction, rehabilitation, treatment of sleep apnea, and ultrafiltration.* Am J Cardiol 2003, May 8, 91(9A) 41F-50F.

191 Rothberg M.B. et al.: *The new heart failure diet: less salt restriction, more micronutrients.* J Gen Med 2010 Oft 25 (10) 1136–37.

192 Känig G und Vancura I.: *Neue chinesische Akupunktur*, Verlag Wilhelm Maudrich, Wien, München, Bern, 1989.

193 Heine H. et al.: *Das System der Grundregulation* (48) Haut-Verlag, Heidelberg, 1990

194 Hertog M.G.L. et al.: *Dietary oxidant flavonoids and risk of coronary heart disease.* The Zutphen eldery study. The Lancet, 342 (1993b) 1997–11.

195 Apiz Castro R. et al.: *The anti-platelet principal of garlic synergistically potentiates the antiaggregatory action of prostacyclin, forskolin, indomethacin, dipyridamol on human platelets.* Thromb Res 42 1986 303–11.

196 Andersen J.W.: *Plant fibers and blood pressure.* Ann Internal Med 98 (1983)842–6.

197 Watzel B. Leitzmann C. *Bioaktive Substanzen in Lebensmitteln*. Hippokrates-Verlag Stuttgart, ISBN 3-7773-1115-4, 1995.

Sachregister